福建民国时期中医学校教材丛刊

——福州中医专门学校卷·第一册

总 主 编　李灿东　苏友新
执行主编　陈　苹　王尊旺　陈建群

全国百佳图书出版单位
中国中医药出版社
·北　京·

本册目录

生理學

《生理学》引言

《生理学》为福州中医专门学校教材之一，林趋愚编。林趋愚任该校生理学、解剖学教师，系温病专家林笔邻之子，曾任闽侯县教育局局长，曾受训于南京中央卫生署主办的生理解剖学习班，1945年6月通过选举担任福建省中医师公会联合会理事。

林氏认为卫生学是维护人类健康、预防疾病发生之道，要学习卫生学就要先明了生理学、解剖学。该讲义封面题“生理学”，实则内容包含了人体解剖学（研究人体各部分位置、形状、大小、构造及互相关系之学）、生理学（论各器官之作用及其变化生活之现象）、卫生学（研究人体之发育及如何调摄以保养强健、预防疾病）。该讲义仅存骨骼系统、肌肉系统、消化系统、循环系统四部分内容，呼吸系统、排泄系统、神经系统三部分内容缺失。每一部分对该系统的定义、组成构造、位置、功能作用、病因、病状、疗法、卫生分别加以论述。其具体论述中使用了细菌、淋巴、乳酸等西医专业术语来说明疾病的病因病理和具体表征，疾病的治疗则采用中西医结合的方法，或用中医古法，或用西药，或消毒治疗。“卫生”部分也很有特色，涵盖的内容较广，既包括疾病预防，也包括治疗过程中应注意的环节和愈后注意事项等，从社会现状、衣食住行、环境卫生、气候变迁、空气流通等角度讨论疾病的发生、治疗与康复，如原文第97页“近来商业界道德沦落，米中往往混合和砂子，偶一不慎，齿为裂伤”，反映出当时的社会现状。在每个章节结尾有“约要”，用大括号（四维图）的方式精辟总结这一章节的内容。本书还有一些眉批，或者是对教材的补充注释，或者是对难解字的音译，或者是对部分语句的阐述。

私立福州中醫專校

人體生理衛生學講義

吳航林趨愚彙編

第一編 總論

曠觀宇宙間之生物形形色色各有其覺性各有謀其康寧之本能至其生存之法或單獨經營或團體經營吾儕人類乃動物之一也能由種種之知覺蔚而爲高尙之理想由種種之運動習而爲特殊之工能此皆動物所不逮故能出乎其類而占團體生存中最高之位置然其生理之形體恒遠不逮單獨生存之動物夫以人類之靈安可不有防危排難之術哉衛生學即爲研究豫防危難之學科但世間往往視衛生爲延壽之術或視爲預防之醫學其實皆非也衛生即衛護人類生活之意衛生學即人類知健康之機密預防疾病發生之道者也故德國稱此科曰健康保護學難者曰古代日出而作日入而息衣以毛皮食以腥血不問生理之道衛生之術而其壽非百餘歲即八九十歲後世取精用宏滋養愈豐防範愈密而殤者夭者呻吟者羸弱者缺乏不完全者遺傳不絕者目所常覩耳所常聞更僕難數何不去其人爲而就其天然者歟不知禍患常起於忽微此言實包大小精粗而一以貫之札瘥夭昏輒諉諸天天果任咎乎哉故常持此意爲親戚爲朋友爲民族惜焉然欲明衛生學不可不先明生理學欲明生理學不可不進求解剖學本講義所編即人體解剖學生理學衛生學之要領也

第一章 生理學之意義及範圍

人體生理學專研究人體各部固有之機能但此種研究尤須注意於構造否則身體諸部之作用難於洞悉此身體構造之研究名曰解剖學

私立福州中醫專校

吾人身體自能活動自生至死無一息停動役軀幹四肢感知外界事物日日攝飲攝食時時呼吸外氣是無以名名曰生活現象此現象較外界一切現象尤為複雜疇昔人智未開學問幼稚以此等現象悉歸諸冥冥有主宰迥非人力所能測其萬一者至近世學問遞進此等不可思議之作用亦得與他自然界之現象共說明之

考究此人體生活現象即為人體生理學之責務而生理學之主旨實在發見人身生活之通則發明其原因故既明其通則原因則探求奚以繼續吾人健康之方法亦易反掌此指示健康之方法即衛生學之責務現今學問愈究愈精愈分愈細生理學解剖學衛生學均足獨樹一幟獨成一科但此三者對於吾醫學上皆有聯帶關係故總稱其名曰人體生理學

人體生理學

- 生理學……論各器官之作用及其變化生活之現象
- 解剖學……研究人體各部之配佈位置及其形狀大小構造互相關係之理
- 衛生學……研究人體之發育及如何調攝以保養強健預防疾病為宗旨

第二章　人體構造大意

人體之構造與動物無大異可分三大部份即頭軀幹及四肢是也每部皆為若干之小份子配合而成頭概括顏面及包擁腦髓之顱骨軀幹圍一大腔內容營血液循環呼吸消化泌尿生殖等器官其上部曰胸腔下部曰腹腔以橫隔膜為界胸腔內有心肺二臟腹腔內有胃脾大小腸肝膽腎膀胱等臟四肢分上肢下肢身體之各器官依其主要機能列為系統如下

（一）骨骼系統。（二）肌肉系統。（三）消化系統。（四）循環系統。
（五）呼吸系統。（六）排泄系統。（七）神經系統。

骨骼系統。集數多骨片構成骨骼。用以支持及保護身體之柔軟構造。此等骨片。胥成關節。互相連結。其關結處。繫以强白韌帶。脊柱骨得視為骨骼系統之中樞。蓋其他各骨。均直接或間接隸屬於此。此脊柱骨通過軀幹之後部。內一部屬頸。一部屬背。一部屬腰。肋骨則附屬於背之部份。前環至胸。過半連接胸骨。胸之上部為肩骨。上肢骨繫於是。脊柱下部。楔入髖骨之間。與髖骨共成盤狀腔。支持腹部之器官。頭骨載於脊柱之上端。圍成空櫝之一部。內腔沿脊柱而成一管。故通常云人體圜有二腔。一圜於頭骨及脊柱骨。他為胸腹腔。此匪僅人體為然。凡脊椎動物之體。亦莫不皆然。脊柱腔內包容脊髓。與腦連續者也。上肢下肢骨之排列。兩相畢肖。肱成於一骨。相當股骨。臂成於兩骨。左右列。亦類腿骨。腕與手之骨。亦與踝足之骨相似。

肌肉系統。骨骼之骨片。俱圜以肌肉。肌肉再成於纖維束。有伸縮能力。肌肉有兩種。曰隨意肌。及不隨意肌。前者吾人意志之管轄。後者則否。前者如顏面四肢之肌肉。後者如心胃腸等肌肉。肌肉所以能牽動骨片者。以其介强白纖維塊。故厥名曰腱。

消化系統。由消化管及製造消化液之諸器官所成。消化管成於口咽。食管。胃。及腸。咽位於口後而爲與口連續之腔食管爲一長約十英寸之管連接胃與咽胃係囊狀器官留食物在此消化食物辭胃後通入長二十六尺之管曰膓腸分小腸(約長二十尺)及大腸(長約六尺)

循環系統　由心臟及血管所成心臟爲中空肌肉器官內具瓣膜若水龍之運水分佈血液於體之各部血管分動脈靜脈及毛細管三部動脈自心臟輸運血液分而復分愈分愈細卒成極細之管曰毛細管毛細管結聯成小靜脈愈結管愈大終輸其所含之血液於心臟故靜脈爲運血至心臟之管而毛細管爲接連小動脈小靜脈之細微血管

呼吸系統　主由喉氣管及肺所成喉因藏發聲之聲帶故亦名聲箱係在頸前部中央之短管上通口腔下接氣管爲由喉達胸上部之管分爲兩枝入各側之肺肺爲海綿狀器官包藏無數小肺胞密佈血管血在肺中觸吸入之空氣化紫色爲赤色

排泄系統　司血液循環該器官時盪滌其汚穢之責其器官之主要者爲肝臟腎臟及皮膚肺臟亦可加入以血在肺時釋放[illegible]身體各部聚集之炭養氣故肝臟爲紅褐色大器官由血液製出一物質曰膽汁膽汁之析離雖可視爲濾清血液之一方法然膽汁其接有益於食物之消化故肝臟不僅有排泄作用且可納諸消化系統內論之腎臟有二爲清潔血液之最

重要者。析離血液中名尿素之一種有毒物質。皮膚汎濺體表。不僅司保護之責。其深層內含有數多小體。血液藉是以清潔。彼析離穢質係細管所執掌。管開口於皮膚表面。得用廓大鏡檢之。

神經系統。由兩部集成。一名腦脊髓系。一曰交感神經系。前者由腦脊髓及由此分佈於全體之神經所成。後者由數多神經質小團（即神經節及連接神經節與射自神經節之神經）所成。腦脊髓系統之神經分佈全隨意肌及皮膚（觸覺器官）舌（味覺器官）鼻（嗅覺器官）眼（視覺器官）耳（聽覺器官）等五感覺器官。交感神經系則分佈於不隨意肌以上兩神經。決非孤立者。互以數多神經線連接之。

- 器管系統
  - 骨骼系統
    - 脊柱骨
    - 肋骨
    - 胸骨
    - 肩骨
    - 髖骨
    - 頭骨
    - 四肢骨
  - 肌肉系統
    - 隨意肌
    - 不隨意肌
  - 消化系統
    - 咽
    - 食管
    - 胃
    - 小腸
    - 大腸
  - 循環系統
    - 心臟
    - 動脈
    - 毛細管
    - 靜脈
  - 呼吸系統
    - 喉
    - 氣管
    - 肺臟
  - 排泄系統
    - 肝臟
    - 腎臟
    - 皮膚
  - 神經系統
    - 腦脊髓系
      - 腦
      - 脊髓
      - 神經
    - 交感神經系
      - 神經
      - 神經節

第二篇　骨骼系統

身體內部有無數硬固之骨或爲身體之支柱或成腔洞而庇護重要器官全體之骨總稱曰骨骼骨之總數隨計算之標準而微有差異有於嬰孩時代分爲數骨成人時代併爲一骨者有幼時所無而成人忽有者故標準不同骨數因有參差然普通約計二百列表於左

部分	軀幹骨	頭骨	上肢骨	下肢骨
成對者	一二對	八對	三二對	三一對
不成對者	二七	七		
合計	五十一	二三	六四	六二
總計	二〇〇			

骨骼之機能約別爲三

(一)保持全體之形狀　無棟樑則大廈無以立骨骼之機能猶大廈之棟樑也無帆檣則船舶無以駛骨之機能猶船之帆檣也人身無骨則全體將軟弱不堪易於傾跌難乎其爲人矣有此堅硬之骨骼以支撐之則此昂藏七尺之軀遂得以挺然獨立不偏不倚此支撐全體所

私立福州中醫專校

以爲骨骼之官能一也。

(二)護衛全體之器官。　腦也、心也、肺也。皆身體內柔軟精細器官也。一有失愼。則毀傷隨之。幸而有頭骨以庇之。胸骨以衛之。遂得以平安無患。此捍衛易損之器官。所以爲骨骼之官能者二也。

(三)助筋肉以運動全體。　筋肉以運動全身爲官能。然無骨骼。則筋肉即無以成其官能。因筋肉皆附於骨骼。藉骨骼之牽引。起收縮之作用。而全身得以運動焉。筋肉篇論此義尤詳。此輔佐筋肉以運動全身。所以爲骨骼之官能者三也。

第一章　軀幹骨

軀幹骨、爲骨骼之中軸。由三十三個椎骨連屬而成。其他諸骨。俱繫連於是。脊柱雖由三十三個椎骨組成。然能互相運動而關接者。僅二十四。卽頸部背部腰部之椎骨是。最上七個椎骨屬頸。謂之頸椎。其次十二個椎骨屬背。支持肋骨。謂之背椎。一名胸椎。餘五椎骨屬腰。謂之腰椎。最末之腰椎骨。載於由五個椎融合而成之薦骨上。再下有極小之椎骨四。繫連爲一。名曰尾椎。又名尾骶骨。當動物尾部之骨。

椎骨之構造及形狀。　椎骨雖互有差異。然構於同型。可記其一。以類推之。椎骨由一椎體及

私立福州中醫專校

兩椎弧所成椎體居椎骨之前面堅固無比其後面有由椎弧所成之環內藏脊髓故曰脊髓弧自弧背之中央突起者曰棘突自弧之兩旁突起者曰側突（或曰橫突）第一第二頸椎形狀特異前者無椎體僅有脊髓弧故名寰椎令首便於低昂第二頸椎曰樞椎上方有齒突嵌入第一頸椎令首便於左右此外椎骨形狀畧同茲舉各部椎骨之特徵於下

頸椎、側棘之左右各有通動脈神經之孔

背椎、無通動脈神經之孔而有兩肋骨關節面

腰椎、無通動脈神經之孔又無肋骨關節面

薦骨及尾骶骨 各有特別形態不易淆惑前者由五椎骨後者由四椎骨合成而無脊髓弧

脊椎灣曲及由三十三小骨連屬而成之理由 脊柱若成於一骨則梗不能俯不能仰不能運動直如石檝木樁故脊柱由三十三小骨連屬而成且各椎骨之椎體間又各有彈性軟骨名椎間軟骨柔而且軟接聯椎骨成一可曲可撓之柱年老之秋椎間軟骨硬變遂縮彎曲苟脊柱無椎間軟骨存在則踴躍時疼痛難堪殆爲以骨觸骨也脊柱亦非直凡三曲成S形如其直則頂或受擊痛必至尾唯其非直故擊自首來痛至曲而止再下無痛觸自尾骶骨痛至

下曲而止再上無痛使脊髓得以穩固不受震動臟腑得以保護不受傷害與釘之直者易入木釘之彎者難入木同一理由蓋分解重力不聚於一點也

證明脊柱彎曲之用 試握直棍一枝其下端打擊地板棍即立時停止而手且受激動復以彎棍擊之則見棍於彎處屈曲其上端彈躍不已手不受其激動人之脊柱具有二彎一向前一向後故人於奔走跳躍之際以脚撞地脊柱彎上不遽停止而腦髓亦不因此受震正由彎棍之擣地者然又於臺上置脆餅一枚立竹竿一枝於其上擊其上端則脆餅忽碎若曲竹竿爲S形或弓形再試之則脆餅不易破碎可知脊柱彎曲之理由矣

肋骨 肋骨之數與背椎同唯左右成對彎曲如弓後接背椎其上部七對各以肋軟骨直接於胸骨者謂之眞肋其次三對遞次減小順接於上方之軟骨者謂之假肋末二對即第十一第十二肋骨半護脊不及腹孤立無依謂之浮肋

肋骨出自背椎前接胸骨亦斜而不平蓋平則不使呼吸上下故統肋骨皆極活而無一死如一極奇之風箱吸則諸骨向上而胸鼓大呼則諸骨向下而胸縮小一吸一呼內之炭氣出而外之養氣入

肋骨上有二關節面並由甚之端爲後端其不然者爲前端肋骨邊緣稍厚者爲上面稍銳者爲下面故獲一肋骨依其前後上下之形得判定其屬左屬右

私立福州中醫專校

胸骨　胸骨由三骨組成。最上者爲楯形。中間爲矩形。最下者爲三角形。角尖向下。其間能稍稍運動。但通常則視爲一骨。因年邁時合而爲一故也。

- 軀幹骨
  - 脊柱骨
    - 頸……七頸椎
      - 椎體小
      - 椎突起
        - 横突
        - 棘突
    - 背……十二背椎
      - 附着肋骨
      - 椎體大
      - 關節
        - 横突
        - 棘突……長
      - 關節……結合肋骨之頭部
    - 腰……五腰椎
      - 椎體極大
      - 長突起
        - 横突
        - 棘突
    - 薦……五薦骨
      - 結合成楔形
      - 固着於髖骨間
    - 尾……四尾椎
      - 退化
      - 相當下等動物之尾
  - 肋骨
    - 七對眞肋……自以軟骨連接胸骨
    - 三對假肋……各以軟骨連接上方之胸軟骨
    - 二對浮肋……浮游僅一端固定
  - 胸骨……居胸之中央

第二章　頭骨

頭骨由頭蓋骨及顏面骨所成頭蓋骨為一中空骨橫擁護柔軟之腦髓計有八骨顏面骨構成頭骨之前下部計有十四骨成頭蓋骨之骨數及名稱列左

枕骨一、　頂骨二、　額骨一、　顳骨二、　蝶骨一、　篩骨一、

枕骨、在頭蓋骨之後下即頂骨之直後形似貝殼界頂骨、蝶骨、顳骨、其下部貫以圓孔直徑一英寸半、名大孔為腦腔與脊髓管之通道其前部兩側有二圓突起名曰枕骨髁與第一頸椎之窪陷部相應使頭能為俯仰之運動

頂骨、連於枕骨之上緣成頭蓋骨腔之側壁及頂壁形扁而平界額骨、枕骨、顳骨、蝶骨、

額骨、在頭蓋骨之前部後方聯結兩頂骨前方向下伸延成眼窩之頂部此骨在嬰兒時代分為二部其間之空隙與頂骨間之空隙相連續界頂骨、蝶骨、篩骨及四個顏面骨（頷骨鼻骨、淚骨、顴骨）

顳骨、因位於顳部而又為首露白髮之處故與時有關係前附蝶骨上附頂骨後附枕骨復出突起連於顴骨而成一弧

蝶骨、為頭骨之基礎在枕骨之前雖以蝶名其實形狀頗似蝙蝠界全頭蓋骨及四顏面

骨。（顴骨腭骨頷骨鋤骨。）此骨在成人。合於枕骨。而莫可分離。故往常視爲一骨。

篩骨、充塞兩眼窩之空隙。界額骨及五顏面骨。（鼻骨淚骨頷骨下鼻甲介骨鋤骨。）故與腦髓接觸之部。分甚微。其名之起源。因其壁上貫穿無數小孔。（爲嗅神經枝自腦至鼻之通路。）是骨薄。極易致損傷。幸自爲保護。生於內部。

頭蓋骨由數骨合成之理由。頭蓋骨各骨之邊緣。皆如鋸齒。其縫俱係交錯。交錯之縫甚固。無可究分。蓋以庇腦。必需固甚。如櫝然。如頭蓋骨統合爲一。一受擊觸。則全頭蓋骨皆痛。而腦有損傷。今分爲八。則受擊者痛。餘則否。又骨生長時。非全部伸張者。係新物質漸增所致。若頭蓋骨成一彎曲之骨。雖增長。內部容積。依然如故。腦之實質。末由擴充。其智識終生等於嬰兒。幸由數個彎曲之骨所成。庶骨增長之間。而內容亦與之俱增。蓋嬰兒初生。知慮無多。腦之功用尚微。故腦容積小。成人則心思詣力。都歸腦用。故齒愈長。而腦亦愈大。年少時。骨軟而柔。且非甚合。年齡漸增。骨亦生長。腦亦擴大。兩骨間之縫。亦甚固。毫無間隙存乎其間。致全體固甚如一櫝。以庇此命源之腦。故頭蓋骨之縫。亦有深意存焉。

次論顏面骨。其骨數及名稱列左。

頷骨二、腭骨二、鼻骨二、淚骨二、下鼻甲介骨二、鋤頭一、顴骨二、

下頜骨一

頜骨、形成上顎之大部。下方有齒槽突起。植上齒列。界鼻骨淚骨鋤骨腭骨及下鼻甲介骨。

腭骨、居頜骨之後。而成腭之後部。界頜骨蝶骨篩骨下鼻甲介骨及鋤骨。

鼻骨、極小、位於兩眼窩間成鼻之堅上部界額骨頜骨及篩骨。

淚骨、與鼻骨密邇。唯為頜骨之狹部所阻隔。因上有縱溝。由眼運淚液於鼻腔、故名。界額骨篩骨頜骨及下鼻甲介骨。

下鼻甲介骨中為海綿狀。骨旋成卷軸。而突入鼻腔。界頜骨腭骨篩骨淚骨。其實此骨視為屬於篩骨之一部分。亦無不可。

鋤骨、甚扁薄。分鼻腔而為二。界蝶骨腭骨頜骨及篩骨。

顴骨、為面骨中最突出之骨。前連頜骨。後出突起。銜接顳骨之突起。是骨亦助成眼窩。

下頜骨、為面骨中最大之骨。植下齒列。頭骨能運動者。僅此一骨。分兩突起關節顳骨。其運動範圍。不限於垂直一面。亦能前後左右運動。此骨之中央。雖無縫線。然生育初期。由兩骨合成之形跡。隱然可見。人類以外之哺乳類。大抵成兩部。且能互相牽動。

(附)舌骨、在舌之基部。呈U字形。不界他骨。

類	部	骨名	數	說明
頭骨	頭蓋骨	枕骨	一	在頭骨後部及底部
		頂骨	二	側壁及頂
		額骨	一	成前額
		顳骨	二	顳顬部
		蝶骨	一	爲頭骨之基部成蝙蝠形
		篩骨	一	海綿狀骨在鼻腔與腦腔間
	顏面骨	頷骨	二	成上顎具齒
		腭骨	二	成腭之後部
		鼻骨	二	成鼻橋
		淚骨	二	在眼窩之鼻側
		下鼻甲介骨	二	鼻之卷軸形骨
		鋤骨	一	隔離左右鼻腔
		顴骨	二	顴部突起之骨
		下頷骨	一	成下顎具齒能動
		(附)舌骨	一	舌之基部

第三章　上肢骨

上肢骨、由肩肱前臂腕手所成。各肢之骨。分類如下。

鎖骨一對　髆骨一對　肱骨一對　尺骨一對　橈骨一對　腕骨八對

掌骨五對　指骨十四對

鎖骨爲S形如古鑰。一端關接胸骨之頂。他端與髆骨共成一關節。其平滑面爲上突凹面爲下。

髆骨、成三角形。透光視之。微覺透明。沿後面有隆起曰髆棘。前面平而凹。滑動於胸腔之後。凸面頂上有一突起曰肩峯。關節鎖骨之外端。從前面聳出上方者曰喙突。其下有關節面曰肩胛盂。（或曰肩臼）肱骨之頭部。卽嵌於是。故髆骨僅一處連絡他骨。其運動頗自在也。

肱骨、强而固。由中部骨體。及兩端之頭所成。上頭嵌入肩胛盂。下頭接前臂骨。前者之關節。可上可下。可內可外。運動如意。範圍之廣。他莫與倫。因肱骨之上頭。大於肩胛骨盂故也。設或肩胛盂較上頭大。則臂勢不能舉。又肩峯與喙突曲掩肱骨之頭上。否則偶受巨壓。肩關節卽易脫臼。

前臂骨、有二。曰尺骨。曰橈骨。尺骨之上端强大。與肱骨之下頭。成屈戌關節。後出一突起。

至肱骨後方名曰鶯嘴供肌肉之附着并防前臂運動過後橈骨之上端細弱其杯狀凹陷關節肱骨之凸面而其下端則膨大使腕骨有所依附若平置前臂於几以掌面上則尺骨與橈骨互相並行若旋手至掌背向上則尺骨不易其位置唯橈骨之下端旋覆於尺骨故亦爲車軸關節之一種

腕骨　其數有八排爲兩列每列有四上列由橈骨之側數之曰舟骨月骨三角骨豌豆骨下列曰大多角骨小多角骨頭狀骨鈎骨此等小骨互以韌帶繫連故各能稍稍滑動腕既易曲撓益以橈骨之旋轉運動則手之運動自由極矣

掌骨　有五形細而長成手掌部在拇指之掌骨形狀既異而運動度數復勝同儕其構造如是俾動轉拇指至與他指對峙乃能握巨物拾細針

指骨　連接掌骨各指有三唯拇指僅二各手合計十有四骨各指之名稱曰拇指食指中指無名指(亦曰環指)及小指拇指之骨最大小指之骨最小各指能爲左右距離運動各節能爲屈戍運動

- 上肢骨
  - 鎖骨……與胸骨胛骨關節
  - 胛骨
    - 胛棘……後面隆起
    - 肩峯……連接鎖骨
    - 肩胛盂……關節肱骨成杵臼關節
    - 喙突……關節肱骨
  - 肱骨
    - 上頭……關節肩胛盂
    - 骨體……肱骨之中部
    - 下頭……關節尺骨橈骨形成屈戍關節
  - 前臂骨
    - 尺骨
      - 上大頭……與肱骨關節
      - 骨體
      - 下小頭
    - 橈骨
      - 上小頭……以一環狀韌帶界尺骨
      - 骨體
      - 下大頭……與腕骨關節
  - 八腕骨
    - 油滑運動
    - 致腕屈撓
  - 五掌骨……連接指及腕
  - 十四指骨
    - 拇指有二
    - 他指有三

第四章　下肢骨

下肢、由臀股膝脛踝蹠趾所成。各肢之骨。分類如下。

私立福州中醫專校

骨盆骨一對　股骨一對　臏骨一對　脛骨一對　腓骨一對

跗骨七對　蹠骨五對　趾骨十四對

骨盆骨。亦名無名骨。(又名髖骨)試驗孩兒之骨骼。無名骨顯係三骨集成而會於名臏臼之杯狀窪陷部。其碩扁上部曰腸骨。下部曰坐骨。其與他無名骨連接之部分曰恥骨。坐骨與恥骨間有卵圓形孔。曰閉孔。至十六七歲。三骨始合爲一。臏臼容股骨之圓頭。胴部重量端賴支持。故骨甚堅固。凡四足步行動物。骨盆無庸堅固。兩足直行者。非骨盆堅固莫能支重。骨盆之形。男女各異。女比男概纖弱。且男骨盆左右前後直徑畧同。女骨盆左右直徑較前後直徑大。茲示男女骨盆比較表如下。

骨盆各部	男	女
全形	狹小而長	寬大而短
上口	心臟形	橫卵圓形
下口	狹隘	寬大
骨盆腔	狹小而深	寬大而淺
薦骨尾骶骨	長，稍後凸	短，強後凸
坐骨恥骨	長	短
恥骨接合	狹	廣
恥骨弓	七十五度	九十至九十四度

私立福州中醫專校

股骨、相當上肢之肱骨。形亦類似。但更巨而圓。用以支體重。其上端具一圓杵關節。骨盆之髖臼。而形成杵臼關節。猶肱骨之於髆骨。但重要之點。有一不同。股骨之圓頭。更較肱骨突出。而髖臼尤較肩胛盂深。故股之運動。不若臂之靈敏。唯脫臼殊難。下端較大。有內外兩突起。接脛骨與髕骨。

下腿骨、類於肘。亦相當尺骨橈骨之二骨。即脛骨腓骨是也。但腓骨不能旋轉於脛骨之上。如橈骨之於尺骨然。且全體細長。兩端密附脛骨。脛骨與股骨成膝關節。相當肘關節。

髕骨、膝關節以髕骨保護之。此骨形小而扁。接於股骨之下端。又以髕韌帶與脛骨相連結。是骨由腱變成。與上肢骨無匹敵者。但上肢骨中之腕骨有八。下肢骨中之跗骨祇七。有髕骨以補足之。故上下肢骨其數相等。

跗骨、在下腿之前下方。構成足跟。其數有七。接脛骨者曰距骨。距骨下最大之骨曰跟骨。在距骨前者曰舟骨。餘由內側(拇指之側)數之。曰內楔骨。中楔骨。外楔骨。骰骨。

蹠骨、類手之掌骨。其數有五。連接趾骨。

趾骨、趾之骨數同指。大趾代表拇指。但運動能力。全然退化矣。

足蹠穹窿之理由。全體重量支持於兩點。全蹠不接地。而以踵趾兩點着地者。令足具彈

力性俾跳躍時不易震動受傷也襪易破之處即爲重心所在之點此足蹠所以成穹隆之理由也

- 下肢骨
  - 無名骨
    - 腸骨、恥骨、坐骨……成人時合而爲一
    - 髖臼……與大腿圓頭相關節之腔
  - 股骨
    - 上頭……關節髖臼
    - 骨體
    - 下頭……與脛骨成屈戍關節
  - 髕骨……由腱變成保護關節
  - 下腿
    - 脛骨
      - 上頭……關節股骨
      - 骨體
      - 下頭……關節跗骨
    - 腓骨
      - 全體細長
      - 兩端附着脛骨
  - 七跗骨
  - 五蹠骨……連接趾及跗成穹隆狀
  - 十四趾骨
    - 拇指有二
    - 他指有三

（附）上肢骨與下肢骨之比較

上肢骨		下肢骨
（一）髆骨	……	（一）無名骨
（二）肩胛盂	……	（二）髋臼
（三）肱骨	……	（三）股骨
（四）橈骨 } 前臂	……	（四）脛骨 } 下腿
（五）尺骨	……	（五）腓骨
（六）腕骨(8)	……	（六）跗骨(7)
（七）掌骨	……	（七）蹠骨
（八）指骨	……	（八）趾骨
（九）——	……	（九）髕骨

第五章　韌帶及關節

全體骨骼合無數骨片而成。故運動自若。其骨與骨相接之處曰關節。凡可動關節。須具左列三要素。

（一）兩關節永爲依附難於分離
（二）運動如意
（三）兩關節須常潤滑不相磨礙

茲就腿關節觀之髖骨之一端凹如臼股骨端凸如杵杵嵌臼內而其接觸面覆有彈力軟骨令二骨相不磨礙避二骨不相劇烈衝突復從接合面之外方包以堅固之囊狀膜色白而質靭具彈性力是曰靭帶因成囊狀故名囊狀靭帶令杵臼永爲依附而莫可分離且可以抑制其運動範圍又囊狀靭帶之內面密生絨毛是曰滑液膜時生滑液與輪船機軸需油孔急上懸油壺點滴不息以減其摩擦圓滑其運動者同一理由滑液色黃有黏稠性劇烈運動後滑液之量減少而增其濃稠之度

關節分不動關節及可動關節兩種不動關節爲確實接觸不介軟骨並不能互動者頭骨各片之關節屬是各骨外邊皆如鋸齒突出陷凹交錯銜合堅固異常不動關節一名曰縫可動關節爲骨與骨聯合之處能互相運動者復分爲完全關節及不全關節兩種完全關節又分磨動關節杵臼關節屈戌關節車軸關節四種

（一）磨動關節　兩關節面幾至平坦唯稍有凹凸周圍之靭帶短且強兩骨僅能並行於其

私立福州中醫專校

關節面而略移動腕骨及蹠骨之關節屬是

(二)杵臼關節　一關節面如杵形他關節面如臼形杵嵌入臼而輪轉故其運動範圍最廣節其量力遠不逮屈戌關節肩臼及髖臼關節屬是前者(即上臼)之臼其淺而運動最自由幸生活之體有軟骨輪緣繞其周圍否則恐時有脫臼之虞髖臼關節其窩極深運動固減而堅牢倍之

(三)屈戌關節　僅能向前後一方運動如門之於鉸鏈然肘膝指等關節屬是亦有滑液腺滑液及韌帶肌肉等以衛護之

(四)車軸關節　一骨之突起用若車軸以廻轉他骨寰椎與樞椎及橈骨與尺骨之關節屬是寰椎沿樞椎之齒突之長軸左右皆能迴轉九十度橈骨之頸部有輪狀韌帶橈骨之小頭藉此韌帶而固定其關節面廻轉尺骨之半月狀截痕內若假想由橈骨小頭之中點向尺骨下端置一直線時則橈骨以此直線爲軸約廻轉百八十度(即翻向上之手掌使其向下)此運動與肱及肘關節之位置毫無關係也

不全關節　爲骨與骨間隔以軟骨層故僅能屈曲不能互動是全賴軟骨層之彈力性椎骨與椎間軟骨成此關節

- 靱帶……維繫骨片
- 關節
  - 不動關節……縫……頭骨
  - 可動關節
    - 完全關節
      - 磨動關節……腕骨及跗骨
      - 臼杵關節……肩及臀
      - 屈戌關節……肘膝指
      - 車軸關節……寰椎與樞椎／尺骨與橈骨
    - 不全關節……脊椎關節

第六章　骨之構造及營養

骨片之形。隨用而殊。或細而長。或扁而平。或短而大。其爲身體中軸支持體形之骨。則以堅爲貴故如椎骨之短而大附着肌肉主身體外部運動者須營槓桿作用故如肢骨之細而長保護柔軟器官者須固甚如櫃故如顱骨之扁而平骨之外形差異雖著而其外面俱被以極强韌之結締組織膜是曰骨膜色白而質薄富血管神經主宰骨之營養一朝損傷該部之骨即失其營養而死滅又骨膜與骨之中間有一細胞層骨之生育及骨挫重生端賴乎是試縱斷肱骨或股骨見其內部中空骨體之中部外面質密而堅內部稍形粗鬆至兩端膨大部其質益鬆呈海綿狀質密之部名曰密質疏鬆之部名曰鬆質中空部分則謂髓腔內實黃赤色之骨髓並益以脂肪骨髓中含有小體名曰骨髓細胞赤紅球由是發生骨中空之理由無非欲其輕且堅以少量物質製極大之骨今用一定量之物質製小而中實之桿與大而中虛之桿而支持體重必中空之桿較見强固又骨之兩端與中央部粗細雖異而其物質之量無不同中央最易攙折特宜堅牢故其質堅而密反之兩端力所及雖少但爲關節構成之處最足摩擦且又爲腱附著之用故面大而質粗不特此也骨之兩端所以呈海綿狀者無非欲輕減兩端之衝突耳

又取橫斷骨一小片磨如薄紙檢於顯微鏡下見許多圈一小孔之同心環羣此孔爲縱走之管內容血管因由哈回氏所發明故名曰哈回氏管管之平均直徑約五百分之一英寸骨

組織之同心層名曰薄層薄層中有無數空隙列爲環狀是曰骨窩在生活之骨各空隙內充滿生活物質卽爲原有骨細胞之遺跡因周圍沈澱鑛物質故細胞之原形已不復可認骨窩再芒射小管名曰骨管藉此骨管而連續骨窩及哈回氏管俾能受血液之榮養

骨有如許生活細胞復有養分之供給故偶受損傷極易恢復

實驗長骨中空之理　取圖畫紙兩張甲捲爲管狀乙摺成片狀置於棹上上端各置厚書一册則乙必先折可知甲較乙能任重故手足長骨須提携重物支持全體者皆作圓管狀也

骨之構造
- 肉眼觀察
  - 表……骨膜……強結締組織膜被有之外面
  - 腔……骨髓腔……內含骨髓
  - 裏
    - 實質
      - 密質……骨之中央外部
      - 鬆質……骨之內部及兩端
- 顯微鏡觀察
  - 哈回氏管
    - 直徑五百分之一英寸
    - 縱走於密質
    - 岐分
    - 容血管
    - 以骨管通骨窩
  - 骨窩
    - 圍哈回氏管爲環狀
    - 射出骨管於四方
    - 吸收或分布滋養分

私立福州中醫專校

○

第六章　骨之成分

衡一骨片投諸火中俟全體炙紅後取出冷之再衡其重約較原重少三分之一殘餘物質色白而脆爲火所焚去者係骨之有機物質（或曰動物物質）焚餘者爲無機物質（或曰鑛物物質）此鑛物質即爲燐酸鈣及炭酸鈣由是推之骨約由百分之三十三動物質及百分之六十七鑛物質所成但兩者之比例各骨未必盡同腦骨及螺骨所含鑛物質之量較他骨少稚兒之柔骨鑛物質更少而年老者之骨獨多鑛物質經以上實驗可盡除骨中之動物質而得純粹之鑛物質或骨灰更依下述方法亦可溶解全鑛物質而得其動物質即取新死獸類之骨一置諸盛弱鹽酸（强鹽酸一水六）之管中一二日後傾其液而易以新鹽酸（同上）後置若干時則骨漸變軟卒至能任意曲撓而有彈力此因骨中所含之鑛物質逐漸溶解於酸中故經此兩種實驗可斷定骨之堅硬基於鑛物質骨之柔軟基於動物質

第一實驗骨中之動物質雖焚燒殆盡而骨片仍保其原形第二實驗鑛物質雖溶解殆盡而骨片亦仍保其原形於是可知動鑛兩物質之在骨中互相混合綿密異常

骨中之動物質依上述方法可變爲膠質即細鎚動物之骨加水久煮骨中動物質之一部因沸極而析離冷後遂成膠質

動物質與鑛物質之量隨年齡而有差（如下圖）。嬰兒之骨，幾全由動物質所成。嗣後鑛物質逐漸沈澱，故幼兒之骨頗不易挫折。但身體之姿勢，宜訓其取端正之位置。否則骨質硬化，永不能矯正其醜態，而於個人之健康幸福，亦大有關係焉。

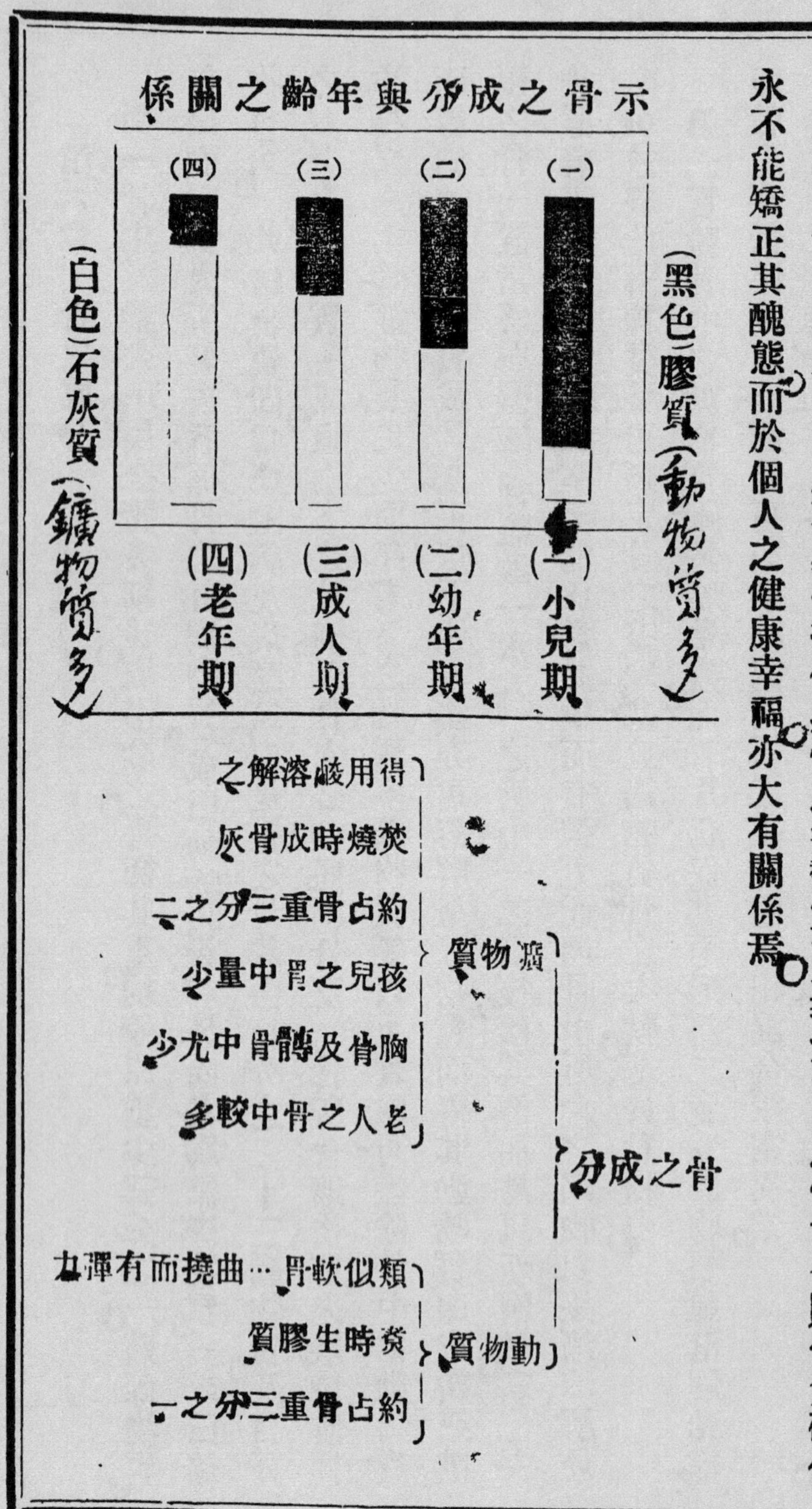

第七章　骨之衛生

頭骨、腦爲性命之源腦有損傷則聰穎頓失亦爲性命憂故顱骨不宜受擊觸吾國私塾教師往往以戒方痛擊學生之頭部殊非所宜至於嬰孩頭骨柔軟猶未縫合更應注意又枕質過硬或專偏一面枕枕頭骨往往變形而影響遂及於腦

脊柱、讀書習字際若常斜倚俯伏於机積而久之脊柱遂致彎曲我國學界昔日犯此病者指不勝屈故日常起居身體姿勢均宜端正以養成良善之習慣

胸廓、衣裳過窄束帶過緊最礙胸部之發育尤以幼年爲最甚歐美婦女競尚蜂腰以闊帶纏繞腰部是不僅有害呼吸及消化甚且有變內臟之位置及肋骨之形狀不宜效尤

腿部、成人之骨膠質居三分之一灰質居三分之二前已論及此等成分俱取自食物食物乏灰分則骨軟而不硬難支體重腿部則易彎曲幼年之骨富於膠質故柔軟而有彈力挫折之患雖少彎曲之處實多若坐椅過高兩足高懸不能抵地則胴之重量全壓於股骨上難勝其重遂致彎曲故小學校櫈椅之構造皆當注意又乳兒未能直立時父母急不及待強使學步因其體重往往使下肢骨屈撓而損其天然之姿勢

足部、我國惡習婦女多喜纏足男子亦有裹足之風履形狹小自謂美觀致足趾足骨變

形對於身體發育貽害良多且間接影響於國民體格之强弱又鞋之前端不宜太尖尖則壓迫足趾乃呈畸形故製鞋不必拘泥於外觀與製作之難易當照足之天然形狀而製之至於鞋底亦宜依足之輪相適合爲是

要之人體之美不在裝飾而在保其天然之姿勢勿令稍有損傷古聖有云身體髮膚受之父母不敢毁傷顯寓此意彼歐美婦人之纒腰我國婦人之纒足人人俱認爲美觀者蓋野蠻之遺風耳

骨之疾病　分偏僂脫臼挫筋骨折四種

偏僂　兒童之骨富於膠質不能十分堅硬以支全體重量往往生有此病凡罹此病者宜使其呼吸新鮮空氣多觸日光並多食滋養品

脫臼　兩骨在關節部相脫離時曰脫臼如肱骨離肩胛盂股骨末端離脛骨之凹陷是大抵因韌帶裂傷所致患者或竟不能使役其肢或其機能頗爲遲鈍關節近旁稍稍腫脹脫臼之骨在他處隆起或可觸知或可目擊斯時倘能稍耐疼痛用强力引之使復原位外纒以綳帶靜置數日自愈但非有學識與經驗者不能辨此

挫筋　因捻挫關節或强牽其韌帶而起該部呈疼痛焮衝腫脹等狀態治愈頗費時日最

私立福州中醫專校

良之處置則置此關節於安靜位置先洗以熱水後繼以冷水外面再纏綳帶古法則休息此關節至全愈爲止竊謂不然蓋不用此關節適增其強硬性也鄙意焮衝退後一二日稍稍運用雖畧疼痛而較靜息之古法可助速愈

骨折　老人之骨富於灰分往往易於挫折然挫折後宜速固其兩端靜置之自愈蓋骨生長時與皮膚同物質之新陳代謝瞬息不斷一旦受傷亦能還生骨質使兩骨復舊但愈合之處較他部稍墳起不能一致平坦耳挫折狀態共有二種

（一）折骨之先端表露肌外時是曰複骨折

（二）折骨之先端不露肌外時是曰單骨折

後者療治猶易前者竄入空氣醫治殊艱有時黴菌乘隙而入骨遭腐敗往往有性命之憂故挫折時骨片若表露於肌外宜消毒後速纏綳帶請醫生處理之

私立福州中醫專校

第三篇　肌肉系統

剝除蔽體之皮膚即露鮮紅柔軟肌肉因其內蘊血液故呈紅色設若浸漬於冷水則水染紅而肉反呈青白色並可目擊其由纖維所成纖維之外包裹肌膜成一肌肉肌肉之數或云三百有奇或曰五百以上考其統計相差之原因實在肌肉之起點與着點蓋肌肉中有着點一而起點衆多者有起點一而着點二三者故研究斯學者或以其起點或以其着點或以其中部計數之標準宜其結果相差乃爾茲分軀幹肌頭頸肌上肢肌下肢肌四端論之（肌肉種類甚多僅舉其重要者言之）

第一章　軀幹肌

軀幹肌分胸肌腹肌背肌三項述之

（第一）胸肌

（1）胸大肌　在胸廓前面之皮下爲扁平四角形起自鎖骨附於肱骨之大結收縮時則牽上臂於前方且令上臂內旋

（2）胸小肌　在胸大肌下蔽胸廓及腋窩之前面爲扁平長三角形始自第二（或第三）至第五肋骨之前面附於髆骨之喙突收縮時或牽引髆骨外隅於前下方（胸廓固定時）或

良之處置則置此關節於安靜位置先洗以熱水後繼以冷水外面再纏繃帶古法則休息此關節至全愈爲止竊謂不然蓋不用此關節適增其强硬性也鄙意焮衝退後一二日稍稍運用雖畧疼痛而較靜息之古法可期速愈

骨折　老人之骨富於灰分往往易於挫折然挫折後宜速固其兩端靜置之自愈蓋骨生長時與皮膚同物質之新陳代謝瞬息不斷一旦受傷亦能遽生骨質使兩骨復舊但愈合之處較他部稍墳起不能一致平坦耳挫折狀態共有二種

（一）折骨之先端表露肌外時是曰複骨折

（二）折骨之先端不露肌外時是曰單骨折

後者療治猶易前者竄入空氣醫治殊艱有時黴菌乘隙而入骨遭腐敗往往有性命之憂故挫折時骨片若表露於肌外宜消毒後速纏繃帶請醫生處理之

第三篇　肌肉系統

剝除皺體之皮膚卽露鮮紅柔軟肌肉因其內蘊血液故呈紅色設若浸漬於冷水則水染紅而肉反呈青白色並可目擊其由纖維所成纖維之外包裹肌膜成一肌肉肌肉之數或云三百有奇或曰五百以上考其統計相差之原因實在肌肉之起點與着點蓋肌肉中有着點一而起點衆多者有起點一而着點二三者故研究斯學者或以其起點或以其着點或以其中部計數之標準宜其結果相差乃爾茲分軀幹肌頭頸肌上肢肌下肢肌四端論之。肌肉種類甚多不勝枚舉且對於醫學上無關緊要故簡述之

第一章　軀幹肌　頭頸肌　上肢肌　下肢肌

（一）軀幹肌分胸肌腹肌背肌三項

(1) 胸肌　分胸大肌胸小肌鎖骨下肌前鋸肌肋間外肌肋間內肌提肋骨肌肋下肌胸橫肌

(2) 腹肌　分腹直肌腹外斜肌稜錐肌腹內斜肌腹橫肌

(3) 背肌　分腰方肌斜方肌背濶肌大菱形肌小菱形肌提肩胛肌上後鋸肌下後鋸肌頭夾肌背最長肌

(二)頭頸肌分頭部肌頸部肌兩項

1)頭部肌、分額肌纖肌枕肌眼輪匝肌上唇方肌笑肌三角肌口輪匝肌鼻肌大齒肌下唇方肌耳肌嚼顳肌翼外肌翼內肌

(2)頸部肌、闊肌胸鎖乳突肌胸舌骨肌肩胛舌骨肌頸長肌頭前直肌

(三)上肢肌分肩肌肱肌前臂肌三項

(1)肩肌、分三角肌岡上肌岡下肌小圓肌大圓肌肩胛下肌

(2)肱肌、分肱二頭肌肱肌肱三頭肌

(3)前臂肌、分旋前圓肌橈屈腕肌掌長肌尺屈腕肌屈指肌肱橈肌橈側伸腕長肌橈側伸腕短肌肘肌伸指總肌尺伸腕肌

(四)下肢肌分臗肌股肌下腿肌三項

(1)臗肌、分臀大肌臀中肌臀小肌梨狀肌內閉肌

(2)大腿肌、分縫匠肌股直肌股外側肌股內側肌股中間肌恥骨肌內收肌股二頭肌半腱肌半膜肌、

(3)下腿肌、分脛骨前肌伸趾肌腓骨肌腓腸肌比目魚肌足蹠肌屈趾肌

第二章　肌肉之構造

肌肉有二種曰隨意肌及不隨意肌前者受意志之管轄能從心所欲而運動之占肌肉系統之大半前者主在身體外面後者成內部器官之實質及血管之壁所起運動不受意志之管轄如心之鼓動胃之收縮是

隨意肌肉大概一端或兩端繫於骨其一端常賴腱繫於固定之骨他端繫於被動之骨故收縮時全肌縮短中央肥厚骨因以動隨意肌與不隨意肌構造雖顯然不同但相似之點有三（一）俱由纖維集成（二）纖維俱有收縮之能力（三）俱因此收縮而起運動在哺乳動物肌肉概爲深紅色兩生類帶赤黃色（以兎代人之肌肉試驗亦可）

隨意肌之構造　試剝去兎足之皮自一肌肉至其一端（曰起點或着點）得見其由腱而繫於骨更見各肌肉外面圍以透明薄膜是曰肌鞘再煮一肌肉至易於撕離乃用針尖刮析知各肌肉由纖維束所成各纖維束復由更小之束所成名曰小纖維束肌肉之精粗由於此束之大小足部肌肉之小纖維束較在頸部之柔軟肌肉者尤巨用顯微鏡檢之知小纖維束更由纖維所成各纖維長五、三乃至九、八糎闊僅百分之一耗至十分之一耗具收縮性外圍結締組織膜名曰肌肉纖維膜此膜亦有彈力能隨內容之形而變化纖維在正規距離

有無數橫帶故隨意肌又名橫紋肌

不隨意肌之構造　不隨意肌又名收縮性細胞其形似紡錘而扁平長約二十二分之一粍至四分之一粍闊約二百五十分之一粍至百分之一粍其色蒼白稍帶黃色中央最闊處有核兩端細而尖密合於他細胞驗於顯微鏡下纖維境界殊爲曖昧亦無橫紋可見故不隨意肌一名平滑肌如消化管膀囊氣管輸尿管血管皮膚之豎毛肌悉由平滑肌所成

心臟之肌纖維雖亦如平滑肌一纖維含一細胞核然亦如隨意肌之有橫紋且細胞爲多角狀

平滑肌大概收縮徐緩且其器官常營一定之運動故無須意志之管轄內臟中運動最活潑者爲心臟故其肌肉有橫紋而其所以不隨意者因其常營一定之運動也又昆蟲類之肌肉具橫紋軟體動物之肌肉無紋兩者之運動有遲速之分亦不難推想而知之

橫紋肌之實驗法　用剪刀取蛙股之內收股依肌纖維之方向剪長三分之片再取片之一部置玻璃上加食鹽水一滴以針尖細析之然後輕覆蓋玻璃檢於顯微鏡下則可見無數纖維並見纖維有無數橫紋

平滑肌之實驗法　取鼠胃或腸浸於酒精內二十四小時用攝子摘取小片置於玻璃上加淡水一滴染以色素而鏡檢之則可見各纖維平滑無紋兩端尖銳各有一核

約要

肌肉之構造

- 隨意肌
  - 受意志管轄
  - 由纖維束集成
  - 束由小纖維束集成肉眼可見而圍以鞘
  - 小纖維束由纖維集成名以圍肌纖維膜
  - 纖維由原纖維集成
  - 原纖維由盤狀體集成故呈橫紋
- 不隨意肌
  - 不受意志管轄
  - 主見於內部器官及血管
  - 纖維由兩端尖銳之長細胞所成無橫紋
- 心臟肌
  - 不隨意肌但有橫紋
  - 纖維由長方及分枝細胞集成

第三章　肌肉之化學成分及刺激

人之肌肉死後遽變臨檢查時變化靡劇故就生活肌肉欲確檢其化學成分誠戛乎其難

然肌肉在冰點以下之溫度不起變化故欲究其成分利用此法以實驗之即用除血蛙肌冷至攝氏零點下十度置鉢內研磨爲粥此粥在冰點下三度已呈溶融狀態先用麻布絞榨後用濾紙濾過乃得透明之液液呈微黃色是曰肌漿若置肌漿於室內閱數時間即凝固如膠脂此凝固性物質曰肌肉素不溶於水唯溶解於一〇%食鹽溶液中

肌纖維之內容物成半流動狀故含有多量水分（百分之七十五即四分之三）此外復含脂肪無機鹽類葡萄糖等

肌肉生時其質柔軟有彈性力兹取肌肉一條下懸以錘畧能伸長去其錘則復原有之長是係一種器械的性質與後述收縮性全然不同者也

肌肉雖有收縮能力然無令其收縮之原因決不起收縮現象名此原因謂之刺激刺激由分布於肌纖維內之神經管轄其種類如次

（一）生理刺激　肌肉纖維內密佈神經腦脊髓下命令於神經神經傳命令於肌肉肌肉遂起種種運動是即生理刺激

（二）器械刺激　如因刺囓割敲扯壓等刺激肌肉驟起收縮是

(三)化學刺激凡化學藥品能驟使肌肉變質無待腦脊髓命令而肌肉即起收縮者悉屬此類如觸鹽酸醋酸瓦斯等是

(四)溫熱刺激　高溫在攝氏四十度以上低溫在八度以下至零點下四度易刺激肌肉但其作用宜如迅雷之不及掩耳遲則無效

(五)電氣刺激　以上各種刺激其興奮性皆隨時消滅不適於研究動作肌之狀態至於電氣刺激則無此弊易增減其強弱之度試電流於蛙肌電流閉時肌倏收縮後即歸狀斯時電流雖通而不息肌肉似毫不受刺激者然若再閉電流瞬又收縮縮後又返休息狀態名此突發之收縮曰筋攣故欲見前後反覆數次之筋攣不可不屢開閉電流但筋攣與筋攣間之時間設短於各筋攣之時間則肌肉無暇休息乃始終保存收縮之狀名此持續性之收縮曰強直

約要

肌肉之化學成分
- 肌肉素……酸性凝固性溶於鹽之溶液
- 脂肪
- 無機鹽類
- 葡萄糖
- 水……四分之一

肌肉之刺激種類
- 生理刺激……因神經傳令而起者
- 器械刺激……因外部器械的壓迫而起者
- 溫熱刺激……因溫度之高低而起者
- 化學刺激……因化學藥品而起者
- 電氣刺激……因通電流而起者

通

第四章 肌肉之運動及疲勞

吾人全體之肌肉量相當體重之四○%。動作時往往力足以舉百鈞。試問此力何由而生。無非取材於肌肉。盍觀運動時身體上必起左述諸現象。

(一)運動前之體重與運動後之體重必不相等(前者重後者輕)

私立福州中醫專校

(二)運動時體溫增高汗流浹背

(三)運動時血液暢旺由肺臟呼出多量之炭養氣

然則肌力之源必基於體內物質之變化試問究何質據從來實驗不在蛋白質(肉食動物例外)而在含水炭素(澱粉質)之分解彼勞動者之健飯亦無非多取含水炭素藉養素分解變爲體溫變爲動力與蒸汽機關之用煤燃者亦何以異

若久持運動肌肉之時間其力必隨減卒至不堪運動是曰肌之疲勞人疲勞時肌肉中必有一種感覺雖遇刺激亦不易收縮考其疲勞原因有二(一)因其所蓄物質之消費(二)因積其所產之分解物

疲勞肌中必堆積炭酸遊離燐酸及酸性燐酸鹽若以〇六%食鹽水或稀炭酸鈉液注於肌肉之血管盪滌其所產之分解物時疲勞能即時恢復反是注稀燐酸於新鮮肌肉之血管中則此肌即不能動故名此分解之產物曰疲勞質凡養素缺乏肌之疲勞亦愈速由是觀之驅除疲勞質供給鮮空氣疲勞自能恢復血液循環專掌斯職彼肌纖維內所以密纏毛細管者一以供給養素一以洗除廢質但血液之運輸殊屬遲緩故疲勞以後宜暫時休息俾得漸漸洗滌故長途旅行身體疲勞後倘行按摩或濯足促下腿之血液循環能即時恢復疲勞

疲勞以後身體之所失甚巨宜攝飲攝食吸新空氣以補其欠缺若所補過其所失肌質漸加動作力亦隨之而加焉

證明肌肉之疲勞及恢復　令一人以手上舉重物或弔鐵槓初舉甚高再舉漸下卒至不能復舉是即上肢諸肌疲勞之證然令其靜息片時則又能復舉是即諸肌恢復之證吾人終日勞動雖覺疲勞異常然酣睡達旦則儼忘昨宵之困倦而能再從事於營業是因肌肉漸次恢復故也

約要

- 肌肉之運動及疲勞
  - 全體肌肉相當體重之四
  - 運動
    - 溫度增高
    - 多呼炭養氣
    - 體量減輕
    - 肌肉之源在含水養素
  - 疲勞
    - 運動過度則疲勞
    - 缺乏養氣
    - 堆積疲勞質
    - 藉血液循環以恢復疲勞
    - 補過於失肌即肥胖

第五章　肌肉之死僵

動物之肌肉與動物之死時不相倂肌肉之死後於命之死哺乳動物之肌肉在最適狀態(空氣濕潤溫度和平)猶後於生命之死一時半乃至二時半(蛙之肌肉由數時間至一晝夜)肌肉既達遇刺激而不能呈反應之境遇則收縮而膠固缺乏彈性易於破裂割以刀刃有液出漏液之反應變爲酸性此變化在哺乳動物之肌肉顯現最速呼吸窒塞心搏停止後不久即起斯時下頷因重心下降於胸眼瞼與兩腕自然下垂臨時未幾(死後十五分乃至七時間)屍體硬變名此現象曰死僵死僵之發有一定律即始於咀嚼肌顏面肌頸肌下至軀幹移於上肢後及於下肢斯時非損關節幾不能使股臂復屈隔一日乃至六日死僵復解其次序亦由上而及下

能使肌肉起死僵之原因甚多爰述於下

(一)溫度愈高則愈速投鮮肉於五十度之熱湯遽起死僵狀態(二)注蒸溜水於肌中肌即凝固(三)投肉片於酸類液中即顯此現象(四)阻止肌肉中血液之循環四五時後肌即變硬(五)生前勞動過激死後死僵愈速如戰死於沙場之將士其屍體往往現苦悶之狀態

凡死僵之肌肉反應皆爲酸性死僵解後亦然因肌肉中生有乳酸故如生前勞動過激死

後起死僵益速者即爲最良之證據俟酸量漸增死僵解而繼以腐敗於是由蛋白質發生阿姆尼亞中和其酸性酸盡乃有鹻性之反應焉死僵現象究何由而起乎非肌肉中有血液血液凝固即致肌硬變乎曰是不然以生理之食鹽溶液盡滌其血液肌肉亦依然有此現象然則究因何物而起乎曰肌肉素蓋肌肉素係蛋白質之一種也死後因某酸酵素之媒介凝爲肌肉素之纖維質亦與血液之凝固相彷彿也（附註上舉（一）（二）（三）例肌肉雖變硬其反應依然爲中性或鹻性）

約要

肌肉之死僵
- 死後肌肉變硬曰死僵
- 時間起自死後十五分乃至七時間
- 原因
  - 生乳酸肌肉呈酸性反應
  - 肌肉素凝爲肌肉素纖維質

第八章　肌肉之衛生

肌肉幾占全體重之半故稱人之健康恒以肌肉多寡爲標準體育云者即合運動衛生而言之也骨骼因肌肉而動肌肉因神經而動神經又因腦髓而動故四者互相關聯茲專述關

係肌肉之衛生於下

運動之必要　肌肉非豐其營養除其廢物難勝重任而此營養之供給與廢物之排出俱隨肌肉之弛縮而有消長故常爲適宜運動者肌肉無不發達內部器官受聯帶關係亦因之而强健反之久付等閑則肌肉次第瘦弱不堪動作如久坐車轎者足力不及孩提常坐安樂椅者不耐杌坐故肌肉用則强而健不用則弱而退彼車夫終日奔波其腿部之肌肉較見粗肥鍛工用力於臂其臂上之肌肉亦甚肥胖於以見運動之必要現今學生更宜注意及運動蓋欲研究高尚之學理須具健全之精神而健全之精神必基於健全之身體身體與精神互爲響應者也彼以運動爲有妨學業者僅見其皮相耳要在其用功與運動能得其調和也

運動與年齡之關係　幼時之運動其目的不僅冀其身體之發育兼具練習宜如何使用其各部(如習字學步)故其舉動務取自由放任主義若强其爲性所不好之運動實無益而有害世人往往有見兒童之舉動不活潑而反贊其性質溫順者是直嘉其身體之不健康寧有是理乎既達青年時期不可不因男女而異其運動法男主活潑女主靜肅男子之運動法以戶外競技爲最但求勿過激女子之運動法祇求勿疎暴洎乎年老則運動之需要稍減過激運動反宜禁止

私立福州中醫專校

運動之種類。凡愉快之運動皆爲有益之運動，茲舉其最普通者如下。

(1)體操、以營身體全部運動爲目的，係普通學校所採用之最良運動法，然此運動法，强以校則不從人人之意志，而以號令拘束之，故缺乏快樂之精神。

(2)遊戲　幼時之運動法，不外遊戲，然遊戲宜取放任主義，一加拘束，頓失愉快。

(3)游泳　對於胸腹手足呼吸，極爲有益。

(4)競技、爲獎勵運動最良之方便，故青年之遊戲，多屬此競技，然務擇其安全而多娛樂者行之。

(5)拳術　是係我國之國粹，對於肌肉頗有發達之效驗。

(6)蹴球　對於腿部肌肉特別發達，最宜於冬季。

(7)棍球、對於手部肌肉，特別發達。

(8)網球、效力同上，最宜於夏季，亦宜於女子。

(9)騎馬、亦爲練習肌肉之一種運動，且馳騁荒野，可以眺覽風景，并可吸新鮮空氣，身體精神，兩有裨益。

(10)登山、除練習肌肉外，復可練肺臟之呼吸。

(11)脚踏車　雖爲一種有益之運動。然乘時過久。有害肺部。

(12)跳舞　爲婦女最適宜之運動。

運動過激之害　運動固爲計身體健全之要務。然勞動肌肉。實質即不免消耗。運動過激其消耗反超過供給。肌肉即因是而衰耗。故運動與其過激也。寧得其中。

運動與血液胃臟腦髓之關係　凡運動部分。必聚多量血液。血液向運動部分而聚量最多者肌肉第一。胃腸次之。腦髓又次之。然吾人之血液有定量。欲冀三者平等。須一方運動時休息其他二方。否則兩受損傷。各不能達美滿之目的。況腦髓肌肉運動。縱息暫時。尙餘多量血液。故運動以後。宜休息片時。再就他業。勿得繼續。例如運動以後。接習數學。其能得正當之解答者幾希。食後不宜運動。亦同此理。

關於運動之注意　(1)運動宜擇潔地。隨運動而呼吸新鮮空氣。(2)運動每日宜依則行之。不可間斷。(3)全身運動宜平等。毋偏頗。(4)運動宜在晝間。並宜在戶外。(5)運動時毋着頸胸部狹窄之衣服。以妨血脈之擴張。(6)運動宜先易後難。先輕後重。勿得倒置。(7)食前食後。切勿運動。(8)運動時間。勿驟增長。宜次第增加。(9)運動之時。生氣短。心悸。激頭痛等障礙時。宜即休止。(10)身體位置宜屢變更。否則一部貧血。一部充血。(11)運動方法。宜視人之職業而異。(12)運動宜適度常與精神快樂相伴。(13)運動與運動間須有休息。不可持久。14)運動勿至疲勞。稍感不娛。即時停止。15)運動以後。不得遽冷。恐受感冒。

第四篇　消化系統

消化系統由消化管（即口腔咽食管胃腸）及製消化液之諸器官（唾腺膵腺肝臟）所成。消化云者，即飲食物嚥下後，通過消化管之間，受消化液之作用，區分爲營養物質與廢棄物質。前者被血管吸收，成血液之要素，以供全身滋養之需。後者成糞便，再排泄於體外。易言之，食物依化學的作用，變不能滲透之物質爲能滲透之物質者，謂之消化。凡物質愈細，化學作用愈完全，故必先有齒以咀嚼之。然咀嚼係化學的變化之準備，不得以消化稱之。

第一章　口腔齒之咀嚼

口腔爲消化器官之上部，在上下兩頷骨之間，以上下唇爲其門戶，頰爲其左右壁。而其內側有上下兩列之齒，嵌於上下頷骨，爲第二重門戶。以舌爲底，以腭爲頂。腭分前後兩部，前部有骨板支持者，謂之硬腭；後部爲肌肉質，謂之軟腭。其後緣成一突起，自上下垂，名懸擁垂。口腔內面被以黏膜，具三種腺（詳觀後章）。

各齒可分齒冠、齒頸及齒根三部。緊嵌於齒槽（頷骨上之溝也）內之部分曰齒根；突出牙肉而遊離於口腔內之部分曰齒冠；齒冠與齒根相界之處稍稍緊縮，是曰齒頸。齒之形狀大有變化，在各頷骨之中央者，緣銳如鑿，適於咬切，因名切齒（上頷下頷各有四個），又名門齒。

私立福州中醫專校

齒根祗一。短而且扁。其次各側有一約同大之齒。齒冠較銳。是曰犬齒。（上頷下頷各有兩個）齒根亦祗一本。唯較粗大。在上頷者比在下頷者長。各犬齒之內側有一對前臼齒。或曰二頭齒。又名小臼齒。（上頷下頷各有四個）齒冠大而低且呈四角形。咀嚼面有內外二隆起。齒根二本。前臼齒之後方。復有三個臼齒。（上頷下頷各有六個）一名後臼齒。又名大臼齒。齒冠極大。咀嚼面有四個乃至五個隆起。（在下頷者）或合成丑形。（在上頷者）齒根二本。（在下頷者）或三本。（在上頷者）其中第三臼齒又名智齒。（因成年時期始發生故名）故成人之齒。有三十二本。是曰恒齒。在四五歲之孩兒。齒僅二十。名曰暫齒。或曰乳齒。係八個切齒。四個犬齒。八個臼齒所成。至乳齒之發生期及乳齒與恒齒之交換期。可觀左表。

名稱／時期	乳齒發生期	恒齒發生期
第一切齒	六至八月	八歲
第二切齒	七至九月	九歲
犬齒	十六至二十個月	十一至十三歲
第一前臼齒	十二至十五月	十歲
第二前臼齒	二十至二十四月	十一至十五歲
第一後臼齒		七歲
第二後臼齒		十三至十六歲
第三後臼齒		十八至三十歲

齒由三種物質所成曰象牙質珐瑯質骨質象牙質或曰齒質爲齒之主質色白而不透明其分似骨之密質但含礦物質之量較多（百分之七十二）故較骨堅其所含之動物質亦可由煮沸而得其膠質其構造與骨相異之處爲不含哈回氏管與骨窩等但穿有許多分歧之細管名齒小管管之內端通齒腔腔中藏有軟質曰齒髓故曰齒髓腔齒髓中含有結締組織細胞血管及神經係從齒根尖端之小孔竄入者也珐瑯質被齒冠之外部爲身體中最堅之物質僅含動物質百分之二或三以高度顯微鏡檢之見珐瑯質由具有横紋之細六角稜柱所成且對於光線有複折之現象是曰珐瑯菱柱骨質（或名白堊質）被覆齒根部較齒質軟其構造與骨相同即含有骨窩及骨管但無哈回氏管然老人之骨質中亦有存焉骨質外圍被富有神經之骨膜

齒爲咀嚼之用即細研食物使種種消化液易於作用齒之種類不同而其所營之動作自異更可觀其動作之變化復因下頷之複雜運動而增加當嚼食物時使頷垂直運動俾切齒得行其職後移食物於臼齒之間而捏碎研磨之若下頷祇能垂直運動臼齒焉能研磨但察研磨時之運動下頷微向左右兼向前後臼齒之面廣而粗糙故食物得移置其上而徧磨之肉食動物之臼齒不及吾人之廣闊常僅上下運動其頷以咬撕其所食之肉至草食動物臼

齒極大而完全下頜運動尤多變化可就馬牛羊而觀察之

咀嚼之際食物連續運動故食物之各部俱得移諸臼齒之間是大有賴於舌頰唇之肌肉焉關於咀嚼肌之動作常視爲隨意運動但有一部或全部爲無意運動者蓋吾人意所不及時咀嚼運動亦得暫時繼續之例如讀書飲食同時並行則讀書可以吸收注意使下頜之連續動作成爲無意識是

約要

齒
- 種類
  - 乳齒式
    - （二前臼齒）（一犬齒）（四切齒）（一犬齒）（二前臼齒）合計十個
    - （二前臼齒）（一犬齒）（四切齒）（一犬齒）（二前臼齒）合計十個　總結二十個
  - 恒齒式
    - （三後臼齒）（二前臼齒）（一犬齒）（四切齒）（一犬齒）（二前臼齒）（三後臼齒）合計十六個
    - （三後臼齒）（二前臼齒）（一犬齒）（四切齒）（一犬齒）（二前臼齒）（三後臼齒）合計十六個　總結三十二個
- 構造
  - 齒質
    - 成齒之部較骨堅硬
    - 含鑛物質百分之七十二
  - 琺瑯質
    - 體中最堅之物質由琺瑯菱柱所成
    - 僅含動物質百分之二或三
  - 骨質
    - 較齒質軟與骨相同
    - 含骨窩及骨管
    - 圍齒根
  - 齒髓腔
    - 含齒髓
    - 齒髓由結締組織細胞及神經血管組成

私立福州中醫專校

咀嚼
- 咬
  - 主由切齒。
  - 頷之垂直運動。
- 嚼
  - 主由臼齒。
  - 藉舌頰唇之肌肉輔助。
  - 顎之種種運動。

第二章 腺——唾腺及唾液作用

腺爲有由血液析離某種物質之能力之器官。腺有分泌腺及排泄腺兩種。前者爲自血液製出一種物質之器官。換言之。即製造血液中未曾有之物質。而此物質可供體中未來之用者。各分泌腺皆有血管系。並常有管以運輸其所製之物質。後者（即排泄腺）不製造物質。僅從血液中分離一種物質。驅之於體外。亦有管以輸運其排泄物者。皮膚之汗腺即其一種。復有名爲無管腺。而其作用猶未明瞭。似於製造血液攸關者。脾臟即無管腺之一種也。

覆體腔及內部器官之諸膜。皆有分泌之能力。故名曰分泌膜。分泌物質之量與分泌面之廣狹爲消長。故其膜往往縮爲褶襞。又屢見分泌膜沉溺於物質內。形成數多細管。各管開口於普通面上是係腺中之最簡單者名之曰單管腺時或發達爲旋轉形益增其分泌之面更有時擴大其形至畧呈球狀再進而上之至其外形宛若集數多小囊所成俱交通於一公共腔此最後之腺形常名小葉狀腺有時發達爲如數多類似上述單腺之體所成但全體交通於一共通管者則謂之複腺若由數多歧管所成者則曰複管腺若成於一群之囊或小葉而有一共通出路者則曰複小葉狀腺腺之形狀雖有種種然其構造之主旨如出於一轍即全體由分泌腺所成而密圍以網狀細血管也

消化管之全內面覆以一層柔軟之皮膚曰黏膜此膜在唇之邊緣與體外皮膚接續富有名黏液腺之細微單腺或複腺此腺從血液中分出一種水狀黏液以濡黏膜口腔內之皮膚除黏液腺外復有他腺數種總其名曰唾腺皆爲複小葉狀腺分泌唾液以助消化

唾腺之最重要者有腮腺下頜腺舌下腺三對腮腺位耳殼之前下爲唾腺之最巨者前緣有管直徑約八分之一英寸開口於對上頜第二臼齒之頰黏膜內下頜腺大似葡萄在下頜之直下（各側有一）腺管出自內側開口於舌尖下可取鏡窺之舌下腺之畧形亦得用鏡窺之大似扁桃核爲唾腺中之最小者在舌下之左右僅掩以黏膜其所出之管有十本乃至二十本間有開口於同側下頜腺之管中者

私立福州中醫專校

由唾腺所分泌之腺液稍稍混濁無臭無味常爲弱鹼性分泌不充分時則爲酸性在口腔內常混和黏液但直接得自唾腺管者其成分如次

水……………………九·九四二

固體
- 無機鹽類（主爲食鹽）……………一三
- 唾液素……………………一四
- 其他物質……………………二一

合計……………………一〇·〇〇〇

三腺所分泌之物質各有差異腮腺主分泌蛋白質其液易流絕少黏性舌下腺主分泌黏液素液最黏稠垂如藕絲又爲最強之鹼性下頷腺則合二者而有之但發達之程度隨動物種類而殊食枯草之動物（如馬）則發達其腮腺食蟻之鯪鯉則發達其舌下腺唾液有四種作用尤以第三種爲最重要（1）滋潤口腔黏膜之表面防器械的化學的損傷（2）浸漬食物使其滑澤（3）化膨脹之澱粉爲糊精與葡萄糖（4）溶解一定之物質以媒介味感

唾液素爲含淡素物質之一（爲一種醱酵素）唾液之主要成分也唾液所以有消化食物之價值者端賴此素蓋吾儕所食物質含澱粉量甚多澱粉不能溶解於水凡物質不成液狀者在體內毫無用處故澱粉未經溶解亦爲無用食物之一而唾液素有溶解之能力即變不溶澱粉爲可溶葡萄糖是欲說明此等作用可置少許固體唾液素或唾液或少許曬乾唾腺

私立福州中醫專校

於容有澱粉之管中。保此混合物於華氏約百度之氣溫。而澱粉遂轉化爲砂糖。澱粉食物在口腔內。混合唾液。亦起此種變化。（卽變澱粉爲糊精與葡萄糖。）而所生之葡萄糖。一部分直接爲口內黏膜所吸收入血管而循環。其未受變化之澱粉物質。偕幾許唾液下嚥。在消化管中繼續變化。唾液僅作用於澱粉食物耳。

唾液之分泌。恐無間斷時。其量每晝夜自一磅至二磅。但物質含入口後。分泌驟盛。此物質不必定須能消化者。倘含以玻璃佛珠。唾液亦如泉湧。卽佳肴之香味。亦能令吾人垂涎也。小兒之唾腺。自誕生至四月間。（或六月）不起作用。在此期內。不應喂以含多量澱粉之食物。然吾人嘗知能消化澱粉者。不僅限於唾腺一種也。

唾液消化之實驗。　煮澱粉（小粉）作稀糊。貯於試驗管。先注以碘溶液。則立變爲藍色。是爲澱粉之特有反應。次滴唾液（滴下唾液時。啓口垂頭由唇端落下。清澄液體。但欲得多量之唾液時。用舌尖押於頷骨。因其刺激唾液自源源而下也）於其內。置試驗管於四十度之溫湯。或令其觸接皮膚。亡何藍色漸消。而近赤色。終至無色。卽澱粉受唾液之作用。變爲糊精。更變爲葡萄糖之證據也。

約要

私立福州中醫專校

生理講義

- 腺
  - 機能
    - 分泌
      - 從血液製造及折離一種液體
      - 例……唾腺
    - 排泄
      - 從血液中分離廢物質
      - 例……肝腺
    - 無管腺
      - 無管……例如脾臟
      - 恐從事製造於血液
  - 形狀
    - 單腺
      - 管狀
      - 小葉狀
    - 複腺
      - 管狀
      - 小葉狀

- 唾腺
  - 種類
    - 腮腺
      - 位於耳殼前下
      - 管開口對第二臼齒
    - 下頷腺
      - 在下頷下葡萄大
      - 管開口於舌尖下
    - 舌下腺
      - 在舌下扁豆大
      - 有數管
  - 性質
    - 成分
      - 水
      - 鹽類
      - 唾液素……主要成分
      - 其他物質
    - 作用……變澱粉為砂糖
    - 分泌量
      - 每日自一磅至二磅
      - 連續不斷
      - 攝食時催促
      - 小兒非至四月或五月後不起作用

五十八

第三章　咽食管及嚥下

私立福州中醫專校

咽位於口奥，形似漏斗，下方成狹管，移接食管，長約三寸六分，闊無定。上方有鼻腔之開孔（鼻後孔），前方更通於喉，故咽爲食管與氣管交叉之處，而氣道口各具其蓋，開閉自如，即鼻後孔由軟腭、及懸擁垂而閉塞，喉復有會厭軟骨杜絕其口，俾食物專向食管下行。咽之上部各側復有一孔，與耳相通，是曰遊斯達氏管。咽壁之構造，與食管大同小異，唯兩側有一腺，曰扁桃腺，作用不詳。

食管爲連接咽與胃之管，長約八寸，成於三層。外層厚，爲肌質，有縱狀、環狀兩種纖維。內層爲黏膜，含黏液腺，縮成縱褶，以廣其分泌之面。中層由莽絲狀膜所成，名曰結締組織（或曰蜂窩組織纖維組織）。蓋以聯合內外兩層者也。食物被咀嚼，偏混唾液後，藉舌頰肌肉之動作，集爲彈丸形，遂盤入舌與腭間，終抵於咽。此肌肉之動作，受意志之管轄，無論何時，得阻止之。但既過咽，即不復受意志之管轄，其通過食管，爲時僅一秒。此爲誤嚥果核時所屢經之現象。食物既經嚥下，食管壁之環狀肌，追隨收縮於其上，逼食物徐徐下降。此等運動，稱曰蠕動，與護謨管中塗以油脂，取豆一粒，自上下推之狀態相符合。雖亦關於地球之引力，然其管甚細，似難以引力說明，直謂爲肌肉之作用，亦宜。

嚥下運動，既純爲肌肉作用，則食物決非因其自重以下墜於胃者，專藉縱狀、環狀兩種肌肉之收縮，層層自上相逼而下。故嚥下運動，不論罰身體於任何位置，並不問食物之爲固體爲液體，俱可達於胃內（鳥類之食管壁薄，故飲水時之狀態與人不同）。本此原理，術士所以

私立福州中醫專門學校

能頭立而飲牛馬頭低於胃所以能飲於溪邊也若食物容積過大上部雖起收縮食塊懸而不動而下部肌肉復起收縮前後壓迫愈不獲動往往有窒息之虞

證明嚥下時會厭軟骨之功用以指抑喉之前部而嚥唾液則能感喉之上舉是因會厭軟骨後屈而蓋喉口防唾液竄入氣管也飲食之際每一嚥下必見喉之上動者職是之故若食時踩笑必至噴飯其理亦可知矣

約要

咽
- 位於口與
- 前方通喉下方連食管

食管
- 消化管最狹之部分
- 長約八寸交通咽胃并通過橫隔膜
- 層
  - (一)外肌肉層
    - 縱纖維
    - 環纖維
  - (二)中蜂窩層(線狀)
  - (三)內黏膜層

嚥下
- (一)
  - 食物藉舌與頰集成彈形
  - 在舌與腭間而移於口後
  - 有意識(亦可無意識[illegible]之)
- (二)
  - 肌肉在口後收縮
  - 喉與咽起而至前
  - 喉由會厭軟骨閉鎖
  - 鼻後孔閉塞
  - 咽受食物而收縮於其上逼人食管
  - 無意識
- (三)
  - 食物由蠕動而下降於食管
  - 即藏於胃
  - 無意識

第四章　胃及胃腺

胃爲膜質、及肌肉質之囊。上連食管。下連小腸。自左至右。長約八寸。一部分倚腹之前壁。適在橫隔膜下。一部分橫於肝之左部下方。全體略呈梨形。其闊端曰賁門極。位於左。狹端曰幽門極。位於右。食管入胃之點。在距賁門極二三英寸處。其孔曰賁門孔。而胃之狹端以一孔交通於腸。謂之幽門。胃之上面短凹。下面長而凸。前曰小彎。後曰大彎。胃空虛時。大彎向下。小彎向上。充實時。大彎向前。小彎向後。胃之右上面。掩於肝臟。肝臟在胃與橫隔膜之間。食物物質從賁門孔入胃。俟徧混胃液後。經幽門而入於腸。

胃壁由四層之膜所成。最外層爲腹膜層。此層逆圍腹部諸器官。又曰漿液膜。分泌一種水狀漿液。潤滑器官之表面。得令器官互相膩滑。其餘三層。與食管相符。其實連爲一體。其中最外者爲肌肉層。居漿液膜之次。再次爲蜂窩組織層。最內爲黏膜層。黏膜由一層細胞所成。然較食管之黏膜厚。因具數多之腺故也。蜂窩組織柔軟。爲連絡黏膜層及肌肉層之用。能左右移動。不能上下分離。後者甚複雜。成於三種不隨意肌纖維。外組爲縱纖維。自賁門縱走至幽門。與食管之縱纖維連絡。中組爲環纖維。環繞胃之全部。多聚於幽門端。內組由斜纖維集成。中內兩組。連絡食管之環狀纖維。且主在賁門極。此等肌肉專掌收縮而起運動。胃之運動共有兩種。一曰環動。二曰蠕動。前者爲胃內之物。從賁門端沿大彎而至幽門。復由小彎、返至賁門端之運動。與置一彈丸於掌間。將兩手反對運動。而使之旋轉時。同一狀態。後者爲自賁門挨次收縮至幽門之運動。每隔十分或十五分鐘、收縮一次。蓋驅食物之一部於小腸也。

胃壁頗富於膨脹力。故能隨所含之量而弛張。俾處處能接觸食物。完全其作用。胃腸交界處之環狀肌纖維成一强帶。用以閉鎖幽門者。是曰括約肌。當消化之際。鎖閉其口。俟消化稍有端倪。漸漸弛縱。許消化部分移入於腸。卒至胃內空虛。一無所存。

幽門閉鎖之證驗。 凡飽食之後。急行若千步。則右脇之下。輒生疼痛。是即幽門塞而堅巨之食塊緊迫欲出以致之也。若靜息小時。則食塊又依環動而反行。痛於是止。

食物逗遛胃中之時間。視食物之性質。及烹割之方法。而大有逕庭。平常不過一句鐘。鮮有過五句鐘者。胃之黏膜。當胃中膚膨脹時。則平滑均齊而柔軟。但空虛時。則縮爲縱褶。全體殆由細腺所成。分泌黏液。以滑其面。且消化之際。分泌極有用之胃液。此等細腺。謂之胃腺。屬管狀腺。開孔於黏膜面。得藉鏡助以窺之。胃腺共有兩種。一在胃之體部及底部者。曰賁門腺。他在幽門部者。曰幽門腺。前者成於兩種細胞。一曰主細胞。他曰副細胞。主細胞占最多數。爲骰形、或圓柱形。(專分泌胃液素。)副細胞數甚少。比主細胞大。爲有稜角之圓形。專製鹽酸。至於幽門腺之細胞則僅有一種。

約要

- 胃
  - 膜層
    - (一)外腹膜……漿液膜
    - (二)肌肉層
      - 外……縱纖維
      - 中……環纖維
      - 內……斜纖維
    - (三)蜂窩層……由亂腺纖成
    - (四)黏膜層
      - 軟滑而平
      - 不膨脹時縮爲褶
      - 殆全由管狀胃腺所成
  - 運動
    - 環動……從賁門孔沿大彎至幽門復從幽門沿小彎返至賁門孔
    - 蠕動……由上而下挨次收縮
  - 胃腺
    - 賁門腺
      - 胃之體部及底部
      - 管狀腺開口於黏液膜面
      - 由主細胞及副細胞兩種所成
      - 分泌胃液素
    - 幽門腺
      - 在幽門部
      - 由一種圓柱形細胞所成
      - 分泌鹽酸
      - 餘同賁門腺

私立福州中醫專校

第五章　胃液及其作用

胃空虛時黏膜之色蒼白僅濡以黏液俟食物（或不可消化之物質）抵胃血液來集黏膜之色亦一變而爲鮮紅胃液遂開始分泌自胃腺所分泌之胃液有一種臭氣略帶酸味無色或帶淡黃色（是爲膽汁之逆流）透明而不牽絲有強酸性反應

胃液非繼續分泌者應機械的刺激食物之性質分量而分泌者若食物難於消化則減分泌之量於一日所分泌之量諸家報告未能一致有云百三十五乃至百十瓦者有云五百八十瓦者有云數十倍於此數者大約等於體重十分之一胃液素爲胃液之主要成分係一種含淡素物質有溶解含淡素物質（如蛋白質）之能力此素可用水流各種動物之胃黏膜而得其溶解體

胃液對于澱粉脂肪概無作用然前者因嚥下之唾液得稍稍溶解於胃但胃液之酸轉阻其作用脂肪組織由脂肪細胞合蜂窩組織所成而各細胞復由蛋白質（含淡素）細胞膜包裹脂肪點粒所成故脂肪組織通過胃時蜂窩組織及蛋白質細胞膜俱被胃液溶解其脂肪釋離爲小球致胃之全內容物呈乳狀觀（胃壁自身亦係蛋白質何以不被胃液所消化是因胃壁組織之鹻性血液中和胃液中之酸類故也）此乳狀液謂之食糜由左記五種之物

混合而成者。

(一)唾液及半溶解之澱粉食物。

(二)胃液及一部分溶解之含淡素食物。

(三)成小球形之未消化脂肪。

(四)由黏液腺所分泌之黏液。

(五)不消化物質。

食糜之性質。視其所食之物而變。但平常爲厚乳狀酸性液。具有一種惡臭。

食物因胃液轉成食糜之變化。謂之糜化。生成此變化所需之平均時間。約三時至四時。然亦當視物之質而定。

若干蛋白質物質。(例如乳中之酪素)遇胃液則凝固。故消化以前。曾變爲固體。各蛋白質食物。遇胃液作用。變成之可溶性及瀰散性物質。謂之配濺頓。此等配濺頓。即適於吸收。胃黏膜亦吸收其一部分。而併入血液而循環焉。

茲示胃液之成分於左。

私立福州中醫專校

水、……九九四，四　千分之

固體
- 胃液素……三，二
- 食鹽、……一，五
- 鹽酸、……，二
- 其他鹽類……，七

合計……一〇〇〇，〇

浸出胃液法。取水浣牛兔等之胃黏膜，而後剝之，置吸水紙間，使其乾燥，用乳鉢研碎，浸於洋蜜中。

調製人工胃液法。1 投胃黏膜於稀薄鹽酸中，逾時浸出。2 購藥鋪中販賣之胃液素依次法混合。

水……一五〇〇

鹽酸、……一〇

胃液素……二一五瓦

胃液消化蛋白質之實驗。煮雞蛋白，令其凝固，切成立方塊，投入人工胃液中，熱於攝氏四十度之定溫器或溫湯內，閱數十分鐘，此人工胃液因漸次消化蛋白質，卵白之稜角變圓，內容逐漸透明，卒成配潑頓，而溶解於胃液中。

約要、

胃液
- 概性……透明液體鹽味酸性
- 每日分泌量……一百三十五至百八十瓦
- 含
  - 水
  - 胃液素
  - 食鹽及其他鹽類
  - 鹽酸
- 作用
  - 溶解含澱素食物
  - 對於澱粉食物及脂肪無作用
  - 溶解脂肪細胞之蛋白質細胞膜及繫細胞之結締組織以釋離脂肪
  - 變蛋白質爲滲散性之配殼類
  - 變食物爲食糜
  - 凝固蛋白質物質於未消化之前
  - 用若防腐劑

第六章 腸腸腺及腸液作用

腸由兩顯著部分所成即小腸及大腸是全體約六倍於身長（但隨人種而微有差異）占

腹腔之大部。小腸爲一盤旋管。長約二十英尺。接幽門後十英寸之部。彎若蹄鐵形。其長約等於十二指橫徑。故名十二指腸。其餘上五分之二、曰空腸。（死後空虛故名）下五分之三、曰迴腸。甚蜿曲。然三部間無判明之區域。其內面均有環狀皺襞。（迴腸下部則付缺如）且徧生絨毛。二者俱足以增大其面積。俾能多吸收養分。大腸之管。較濶。長約六尺。其闊度變化於一英寸半至兩英寸半間。分盲腸結腸直腸三部。盲腸爲大腸下端之盲囊。上連結腸。內連迴腸下埀一盲管。曰蟲狀埀。其長隨人而變。似無甚作用。（草食動物盲腸甚長。極有用途）結腸始自盲腸之上部。終於直腸之上端。全形似蹄鐵。故結腸之排列。如正方形之三邊。依其位置各命其名。曰升結腸。（由盲腸至肝下之部分）橫結腸、（轉向而左經過胃下之部分）降結腸、（再行下折。連於直腸之部分）結腸外面有沿縱徑之三線。名曰結腸帶。帶短而腸長。故皺成許多結節。直腸爲由結腸下端、至肛門間之部分。長約五寸。呈S形。大腸內面無橫襞。亦無絨毛。（肛門周圍有強括約筋）

絨毛之實驗。小腸黏膜之表面本有無數突起之絨毛。然以在十二指腸之下行部及空腸者較大且多。今切取貓或豚之空腸一片。投於盛水之玻璃杯中。令絨毛展開。則肉眼可得檢視。

大腸小腸俱同於胃。成於四層。

（一）漿膜層、蔽腸之全外面構造同腹膜。

私立福州中醫專校

(二)肌肉層　由內外兩層所成外層薄為縱走平滑肌纖維內層厚為輪走平滑肌纖維

(三)蜂窩層　由混少許彈性纖維之粗鬆結締組織所成在十二指腸時復有十二指腸腺

(四)黏膜層　形成內面

小腸之黏膜一部分縮為褶襞但腸管擴張至極點時褶襞遂失其踪跡此等褶襞曰輻輳瓣主在增加分泌面之區域阻食物徐行幷助食物與注入腸內之消化液混合大腸及小腸之黏膜亦似胃黏膜主成於腺統稱腸腺但腺有種種有成管狀而互相並列者有成於球狀或卵狀而單體或羣體分佈者是曰配圜氏腺其他更有為小葉狀而得用肉眼見之者是曰捕倫南氏腺(即十二指腸腺)除配圜氏腺無管外其餘諸腺之管開口於腸之內面注其分泌液於腸內此分泌液曰腸液通常一〇〇平方糎之腸面一時間能分泌腸液十三至十八瓦腸液無色或帶黃色有強鹼性放蛋白石光加酸則發泡沫含蛋白質〇・八%炭酸〇，三四%及食鹽〇，五%其作用尚未透徹但有類似唾液及胰液(參觀後章)之性質而其所以含多量炭酸鈉者欲中和降自胃臟之酸性食糜也

約要

- 腸
  - 部稱
    - 小腸
      - 十二指腸……十英寸
      - 空腸……八英尺
      - 迴腸……十二英尺
    - 大腸
      - 盲腸……蟲狀垂
      - 結腸（升結腸、橫結腸、降結腸）合約六英尺
      - 直腸……開口於肛門
  - 構造
    - 漿膜層……腹膜之連續部
    - 肌肉層
      - 外為縱狀纖維
      - 內為輪狀纖維
    - 蜂窩層
    - 黏膜層
      - 小腸
        - 有橫襞……輻輳襞
        - 徧生毛狀突起……絨毛
      - 大腸
        - 無橫襞
        - 無毛狀突起
  - 腸腺
    - 種類
      - 管狀球狀
      - 小葉狀
    - 分泌
      - 黏液
      - 類似胰液唾液
    - 作用
      - 繼續唾液及胃液之消化
      - 潤滑腸壁
      - 中和酸性食糜

第七章 胰腺胰液膽汁及其作用

自胃之幽門入十二指腸之食糜，即時與膽汁及胰液兩重要消化液混合。前者製自肝臟，後者製自胰腺，一由輸膽管，一由胰管，殆由同處注入十二指腸。

膵腺。爲葉狀腺。形細長如舌。帶赤黃色。構造酷似唾腺。橫亙十二指腸之彎曲部。其分泌之膵液。爲最重要之消化液。吾人現在所有膵液之智識。皆獲自犬膵液之分泌。在草食動物則刻無間斷。在肉食動物須攝食以後。始行分泌。故二者之液。不得均平。犬之膵液。無色無臭味鹹而有強鹼性反應。加酸則發生炭養氣。置於冷處則凝若瓊脂。吾人之膵腺每日分泌量約十二至十七盎斯。

水		九八〇，五
固體	膵液素	一二，七
	無機鹽類等	六，八
合計		一〇〇〇，〇

等成分。其機能頗似唾液。但較唾液尤多變化。（一）化澱粉食物。爲可溶葡萄糖。（類似唾液）其勢尤比唾液強。（二）分解蛋白質及膠質食物。爲配滌頓。（類似胃液）（三）乳化脂肪。脂肪本不溶於水。唯與鹼混合。可成鹼化脂肪。如肥皂然。今觀膵液有黏稠性。又有鹼性。加以鹼性（膽汁後講）之補助。其於乳化脂肪。最爲有力。蓋可知矣。

犬之膵腺。攝食以後。始行分泌。兩三時後。達最多限。由是漸減至五時或七時後。再行增加。

私立福州中醫專校

九時或十二時達第二多限十八時或二十時後全然停止。

浸出胰液法。取牛之胰腺置空氣中一日。（因胰腺中之諸釀酵素成原質之狀態而存在故非受空氣中之作用二十四時决不能變爲活潑之釀酵素）勿令其乾燥次以水或洋蜜浸出之浸漬之前先除去附着於胰腺之脂肪細切胰腺加二倍於胰腺之水與洋蜜置攝氏四十度處五小時（用定溫器）或徑浸於洋蜜中數日亦可後將浸出濾液過之復有一簡單方法即購市中之胰液素（卽上記浸出物）浸於無水酒精中而沈澱爲白色之粉末）取〇，五至一瓦溶解於五〇瓦之水此液體亦與胰腺浸出物同一作用以上兩種浸出液中加一五％炭酸曹達水溶液稀爲十倍量則成人工胰液

胰液消化作用之試驗。分左記五項而試驗之。

（一）澱粉化糖作用。與唾液同法實驗。

（二）蛋白質溶解作用。與胃液同法實驗。

（三）脂肪乳化作用。胰液分解脂肪使其一部成脂肪酸與洋蜜而其結果則全體成極微之粒所謂乳化是也。

（四）胰腺與橄欖油共置於乳鉢而磨碎脂肪乃起乳化。

（五）豫備甲乙丙三個試驗管。

甲管…盛等量之水與橄欖油振盪混和暫時靜止水油兩層分離最早。

私立福州中醫專校

乙管…盛膵液與橄欖油振盪混和暫時靜止水油兩層分離次於甲管

丙管…盛橄欖油與炭酸曹達溶液振盪混和暫時靜置水油不易分離常保乳化狀態試驗乳化之液體一滴於顯微鏡下脂肪俱成微粒而浮游

肝臟之構造詳於排泄器篇（參觀排泄系統篇第三章第一節）茲專論其所分泌之膽汁

膽汁爲透明液體色黃或黃褐（肉食動物亦然草食動物主爲綠色）味苦而有麝香氣呈中性反應成分

水		八五九，二
固體	膽汁素	九一，五
	脂肪	九，二
	膵脂	二，六
	黏液及有色物質	二九，八
	鹽類	七，七
合計		一〇〇〇，〇

膽汁之分泌刻無間斷其每日所分泌之量約自三十至四十盎斯用之有餘即瀦於膽囊俟食糜入十二指腸驟挹注於此其量非始終均平者至一定時後乃達最多限其達最多限

之時間諸家報告不一。取其衆數約有二回。第一回爲食後十三時間乃至十五時間

膽汁實無獨立消化作用。唯與膵液相和。始顯其作用。（一）助膵液之糖化作用。（二）中和酸性食糜。（或使成鹻性）使膵液素易逞其力。（三）補助膵液乳化脂肪（四）用若天然瀉藥助腸之蠕動及分泌。（普通教科書云膽汁能防腐。其實膽汁祇能使內容物速降無腐敗之餘裕。非其性質眞能防腐也。）

膽汁之消化作用。　取牛之膽囊。穿一孔。盛其膽汁於壜中。即以此膽汁。供實驗之用。若欲長久保存。宜煎熬而使其成固體。茲分兩種實驗之。

（一）試驗乳化作用。　取試驗管三。

甲管……盛水與橄欖油。……振盪後能乳化。

乙管……盛橄欖油與胆汁。……振盪後能乳化。

丙管……盛胆汁膵液橄欖油……振盪後能乳化。且乳化之時間最長。

（二）試驗吸收作用。　取甲乙丙漏斗並濾紙二枚。試驗管二個。

甲漏斗……以胆汁濕濾紙盛定量之橄欖油。下部受以試驗管。……脂肪易濾過。

乙漏斗……以水濕濾紙盛定量之橄欖油。下部受以試驗管。……脂肪幾不濾過。

食糜通入小腸後。混合膵液膽汁腸液與夫形成食糜中一部分之唾液及胃液消化於完

私立福州中醫專校

全凡食物中之物質可消化者悉消化無遺恃腸壁肌肉之蠕動愈逼愈下其已消化之部分急爲黏膜所吸收其未消化及不能消化之部分乃向直腸進行

腸之蠕動實驗 痲醉一兔固定於機上或動物把持器沿腹部白線而切開之得目擊腸管如蟲之蠢動若置芒硝一粒於腸之一部則受局部的刺激得見其顯著之收縮

食糜受膵液及膽汁之影響遂變其外觀乳化脂肪即呈乳狀乳糜一詞即用於小腸之乳狀內容物者也乳糜帶鹽味爲弱鹹性經過全部小腸後遂由一孔而移於大腸此孔衛以黏膜之兩褶襞突向大腸防內容物逆回於小腸以其形成迴腸及盲腸間之瓣故名迴盲瓣瓣食物在大腸中繼續消化消化部分漸被吸收賸下餘滓遂由肛門排出於體外

食物通過腸內之時間大有遲延平均計之大約在小腸內十二時在大腸內二十四時至三十六時

消化順序之約要

澱粉食物：
- 在口中因唾液而始溶解
- 因嚥下唾液在胃中繼續消化
- 因腸液膵液之作用完全消化於腸中

含淡素食物：
- 在胃中因胃液而始溶解
- 因通過幽門之胃液及膵液與夫腸分泌液而繼續消化於腸中

脂肪：
- 脂肪小球因胃液作用從其含淡素之細胞膠及結締組織膜而解釋
- 在腸中因膽汁及膵液而消化

無機鹽類……各種消化液俱不溶解

第八章　吸收

食物物質。在消化管各部。受種種變化。有用物質。俱成液狀。攝入血液系統。名此現象曰吸

收茲分節論之

第一節　吸收裝置

此節所論爲消化時間得自食物之滋養物質藉何方法移入血管系統是

吾人攝食之目的在補身體各部組織之消耗壯年時期則兼促全部系統之生長及發育

故吸收爲目的消化僅爲吸收之手段而已

消化管內僅消化各種食物物質即變食物爲可溶體或析爲細微分子使能透徹濕膜之構造但茲所重者實爲消化物質之入血液系統運諸種種組織以供其所需一面由血液從各組織掃除已畢其職務之廢物質是其營養物質由消化管達血液系統之經路即爲吸收之順序

消化始於口腔繼於全消化管管內覆以富有血管之軟黏膜食物物質已溶解之部分乃貫徹軟膜滲入毛細血管之薄壁營養物質卒得移於血管名此方法曰血管吸收舍此以外復有一種複雜細管系統專營吸收事業者

血管對於所吸收之物質似無選擇能力凡食物祇須溶解或析爲微粒能滲入其管壁者無不爲其吸收更宜記憶此吸收專藉至微細之毛細管而經營之其管壁甚薄僅具一層細

胞

上述專營吸收之複雜細管系統曰淋巴系統所營機能至爲重要屢稱之曰吸收系統淋巴系統由淋巴毛細管淋巴管淋巴腺及兩淋巴幹所成淋巴毛細管爲極細之管發源於體之各部器官及組織其起源於腸壁者當消化時所含之液迴與他異外觀類乳故特稱乳糜管而與其他淋巴毛細管區別爰進而研究此等乳糜管之性質及用途

小腸內面覆以黏膜特具無量數之絨毛致膜呈帶黃色或淡紅色天鵝絨狀各絨毛長〇，五至〇，七耗內充毛細血管網及一條以上之乳糜管二者所據位置頗宜於吸收與周圍之已消化物質僅隔一黏膜上皮故養分爲毛細血管及乳糜管吸入絨毛至爲迅速更藉在絨毛間黏膜內之其餘毛細血管乳糜管與不具絨毛之大腸黏膜而補助之

腸管之吸收試驗 吸收作用主爲生活細胞所特具之能力其原因不僅在滲透已也但藉此作用亦可簡單說明之實驗最適當者厥唯雞卵卽剝蝕雞卵鈍端之殼勿傷及卵膜次以刻度細玻璃管插入卵之尖端用蠟密封於卵殼浸其鈍端於盛砂糖水之玻璃杯中逾時因杯中之液體隔卵膜而界蛋白質另起滲透作用漸次通過卵蛋浸入蛋白中因其壓力可見蛋白上昇於玻璃管藉此得證明動物性膜營交流作用及蛋白質決不通過動物性膜並可察腸管中之乳糜被絨毛吸收之狀態

乳糜管之所吸收有一重要點異與毛細血管之所吸收即前者有選擇脂肪成分之能力而後者無之楞腹之間乳糜管內含清明液體與他淋巴毛細管所含者近似但於消化時內變其外觀含乳狀乳糜因其吸收無量數之脂肪物質分子故也乳糜集於淋巴管此管類似薄管靜脈內亦具瓣僅許液向胸管（淋巴幹中之大者曰胸管）一方進行且瓣排例甚密液充塞時淋巴管處處呈瘤狀觀當乳糜前進經過淋巴腺時脂肪分子之數遞減乃成類似白血球之小球與名纖維素之含淡素物質至接血管系統侵入血管之際益類血液所差者無血色素而已故淋巴腺與製造血液大有關係者也

身體他部之淋巴毛細管起自種種構造間之空隙專收羅滲出血管壁之血液之液狀部及包成組織之一部而改造後復可適用之部分名此吸收之物質曰淋巴（淋巴即爲透明液體之意）淋巴積集於淋巴管道通過淋巴腺向前進行時亦漸似血液但乏色素耳

全淋巴管（包括由腸轉運乳糜之淋巴管）終移其內容物於兩淋巴幹中之一小者曰右淋巴幹入右側頸基之大靜脈其大者曰胸管適在脊柱前其下端在腹之上部闊四五倍於上端特名之曰乳糜囊上端貫接左側頸基之大靜脈綜觀上述可跡尋食物移入血管之徑路矣

私立福州中醫專校

約要

- 血管吸收
  - 從血液全部之黏膜吸收
  - 無選擇能力
  - 各種食物凡能溶解或細分可以透徹毛細
  - 管者無不吸收

- 淋巴系統
  - 淋巴管
    - 腸壁之淋巴毛細管
    - 多起源於小腸之絨毛內
    - 內容物
      - 消化之際……乳狀液
      - 枵腹之際……水狀液
    - 吸收脂肪物質
  - 其他淋巴管
    - 吸收血液之液狀部（淋巴）即滲
    - 出血管壁者
    - 亦吸收可改造之其他物質
  - 淋巴腺……從淋巴及乳糜製造血液
  - 胸管
    - 在脊柱前主在胸部
    - 乳糜囊……下部……位於腹部
    - 受容淋巴乳糜注之於血液系統

第二節　消化管內各滋養質之吸收

水及溶解於水之鹽類易被吸收腸管吸水之量尤無限制（胃不吸水故空胃中强飲多量水分動搖則聞水聲）鹽類溶液量有定限液濃厚時即減其量掌此吸收者主爲絨毛內之毛細管

含水炭素（即澱粉類）糖化以後亦溶於水故不難吸收觀門脈（爲自腸至肝之靜脈）當消化含水炭素時含糖分特多然則含水炭素之吸收主爲腸之毛細管無疑

脂肪本不溶於水然接觸膽汁膵液即乳化而成微粒易溶於水吸收此物質最盛者爲絨毛大腸之上皮亦與有力焉然吸收脂肪以淋巴管爲主毛細管因此機能又吸收脂肪有一定限其量過多則和糞便而排出

蛋白質在胃與小腸內變爲配潑頓者盛爲小腸所吸收而此吸收爲毛細管所主宰一旦吸入血中仍忽變從前之蛋白質此外胃及大腸亦稍稍吸收此質蛋白質之吸收與脂肪同亦有一定之限制者

凡物質直接被吸收血管內者名直接吸收由淋巴管媒介者名間接吸收身體之滋養物質必藉此吸收作用而後始得輸送於血中以供其所需也

約要

各滋養質被吸收者

- 水及鹽類……吸收於絨毛內之毛細管前無定限後有定限
- 含水炭素……主爲腸之毛細管所吸收
- 脂肪……爲小腸之絨毛及大腸之上皮所吸收有定限
- 蛋白質……主爲小腸所吸收胃與大腸亦稍稍吸收

吸收

- 直接吸收……直接吸收於血管內者
- 間接吸收……因淋巴管之媒介者

第三節　糞便

食物物質經過口胃及小腸時各滋養質遞次吸收殆盡水分亦漸少故殘餘食塊已失其糜粥狀態而成凝固之塊及至大腸滋養質所餘無幾水分亦甚寥寥再經大腸吸收以後遂成不能溶解不能吸收之殘滓是曰糞便乃由肛門排出體外糞便之研究吾道頗重視之

糞便之量　晝夜平均一〇七瓦通常取植物性食物者多取動物性食物者少蓋前者多含難消化及不消化之物質非吸取多量食物不能應身體各部之需要故草食動物糞量最多肉食動物糞量最少混食動物則視食物之種類時多時少動物然人類亦然

糞便之色基於膽汁色素之量與變化而食物之色亦有關係通常自黃色至褐黑色明暗之度亦有等差草食動物多黃色或灰綠色如牛馬然

糞之硬度關於含水量之多寡純食肉時水分最少（約百分之五十）糞便最硬混食人類之糞平均水量含七五％通常含水量視蠕動機之強弱食物之性質而轉移與飲水之量無甚關係

糞之反應時爲鹼性時爲中性時爲酸性是本與腸內之醱酵及腐敗之強弱攸關故多食澱粉時醱酵盛起即呈酸性是反應蛋白質腐敗盛發阿姆尼亞時則又變爲鹼性黏液分泌

盛時，則呈中性。又糞中有揮發性脂肪酸及硫化輕，故發一種特異之臭氣。

糞便由下列物質集成：（一）未消化之食物殘質，即脂肪、含水炭素及蛋白質；（二）不可消化之物質，即纖維質、葉綠素、樹脂等；（三）難消化之物質，即生澱粉、韌帶、及燐酸鹽類；（四）諸種細菌、及腸黏膜之脫穨物；（五）膽汁之色質。

約要

糞便：
- 為不能溶解不能吸收之殘滓
- 分量：
  - 肉食動物最少
  - 草食動物最多
  - 混食動物介於二者之間
- 色……基於膽質色素自鮮黃色至褐黑色
- 混食：
  - 肉食時水少而硬
  - 混食時七五%
- 反應……無定

第九章　消耗及補償

吾人身體。不絕消耗。茲舉其證據如下。(一)肺之呼氣。觸於鏡面。則點滴而成水。復置手掌於冷石板。或玻璃板上。去手而觀。亦留水跡。故知肺臟及皮膚孔。時時排泄水分。水爲輕養兩原素所成。此等原素。卽有兩次漏卮。(二)用玻璃管從肺呼氣於淸澄石灰水中。適時石灰水忽變乳狀。足證有炭養氣之存在。故肺臟又爲炭養兩素之一漏卮。

欲於一定時間。確知身體所失之分量。需先衡一人之重。於所定時間內。絕其飲食。更衡其重。卽可得所失之量。身體所失之要道有三。(一)肺臟。(二)皮膚。(三)腎臟。

吾人因肺臟而失水。(水蒸氣體。)及炭養氣。因皮膚而失一部之水。少量無機鹽類。及些許炭養氣。因腎臟而失水之大部。及多量尿素。皮膚損失。變化靡定。皮膚孔之排泄物。俗名爲汗。在天氣炎熱。或勞動過度時。皮膚全面。汗如珠滴。內含溶解之炭養氣及尿素。至氣候凜冽。或靜息微動之際。所發汗液。未達皮膚表面。已蒸發於空氣中。故汗亦不可得見。

綜觀上述身體之四要素。(養炭輕淡)奚以失去。可瞭然矣。水之損失。莫可測定。概取償於飲料。及含於食物內之水。而炭淡兩素之損失。則取償於有機食物物質。計中等勞動者。(一成人。)每日損失之平均量。大約炭素四五〇〇格林。淡素三〇〇格林。

私立福州中醫專校

陸晉笙。

體之高溫。（華氏九八，四度。）賴化學作用而發生而維持。此作用主爲酸化。酷似燭燃被酸化之物質。取食物以供給。而養素大抵取諸血液。循環肺臟之時。故炭養氣可視爲體內炭素不絕酸化之生產物。設停食時。身體必漸漸消耗。數日之間。表象陡變。消耗物質由肺臟皮膚腎臟接續排泄。復益以各肌肉之運動。身體之溫度爲酸化所維持。既不攝食。勢必以組織供其消耗。數日以後。溫度遞減。約至九日或十日。身體失其重量之百分四十。溫度約減至七十度。終不免於餓死。故研究補償身體消耗之最良方法。實爲急務。然研究吾人所用種種食物物質之性質。亦屬必需。容分節詳論之。

約要、

身體損失之要道
- 肺臟……多量水分及炭養氣。
- 皮膚……多量水分及少許炭養氣。
- 腎臟……多量水分及尿素。

第一節 食物物質之性質

食物物質。可分有機及無機兩種。

(1) 有機食物。可分爲動物性食物及植物性食物。復各分爲含淡素及無淡素兩種。

私立福州中醫專校

(甲)動物性含淡素食物。

(一)蛋白質、此物質可取自卵之蛋白其中約含百分之二十。生時爲透明液體熱之則凝爲白色不透明固體。

(二)酪素、此化合物主存乳中。不易凝固加酸則析爲固體。製造乾酪即本此性。法爲加犢之皺胃於乳。乳析爲乳球、及乳清即由乳球製成乾酪中含酪素。

(三)纖維素、存於血液、或淋巴不溶於酒精。

(四)肌肉素、爲肌肉質中最重要之成分。肌肉死則凝固溶於食鹽水。

以上四種。含淡素物質。俱爲炭輕淡養硫等五原素所成。以其化學成分互似總稱之曰類蛋白體。

(五)膠素、可煮骨而得之。在冷水中。吸水腫脹。唯不溶解。移諸熱水。渙然溶解。然溶液冷時。復凝爲膠。

(六)黏液素、爲存於體內各處之黏稠液。係黏液腺分泌而生者。

(乙)主要植物性含淡素物質。

(一)麩素、存於穀類麵粉中。約占百分之十。得依下法取之。法爲置麵粉少許於紗囊揑諸水中見有物質出於紗隙。水呈乳狀。是爲澱粉。依此法盡驅其澱粉後。囊中所餘。爲極黏稠之物質。可引之爲線。是卽麩素。以其類似纖維素。故又名植物纖維素。

（二）荳素（或稱植物酪素）　存於各種荳類及其他種子內。

（丙）主要無淡素物質（動物性及植物性）

（一）澱粉、爲植物物質之一。存於植物之種種部分。由麵粉析離方法。已如上述。此外復可從馬鈴薯、米、慈姑等。採取之。此物不溶於冷水。熱水中則稍稍溶解。唯冷時成一種膠狀。

（二）砂糖、動物植物。俱各有之。變種甚多。最主要者。爲蔗糖葡萄糖乳糖等。蜜之固體成分。亦由葡萄糖所成。大抵能溶於水。

（三）樹膠、亦爲植物之生產物。得自植物之種種部分。

（四）脂肪及油　脂肪爲固體。獲自動物。油爲液體。獲自植物之種子。化學成分。互相類似。不溶於水。

(2) 無機食物、或礦物質食物。

主爲水、食鹽、炭酸鈣、燐酸鈣、燐酸鎂、燐酸鉀、燐酸鈉、及鐵鹽類等。此等食物。除水與食鹽外。餘俱混於吾人所食之動物植物質內。

約要、

食物物質之性質
- 動物性
  - 含淡素
    - 蛋白質素
    - 酪素
    - 纖維素
    - 肌肉素
    - 膠素
    - 黏液素
  - 無淡素……脂肪及砂糖
- 植物性
  - 含淡素
    - 麩素
    - 荳素
  - 無淡素
    - 澱粉
    - 砂糖
    - 樹膠
    - 脂肪油
- 鑛物性……水 食鹽 炭酸鈣 燐酸

第二節　嗜好品

嗜好品云者。滋養之效力甚微。唯取其芳香。促進食慾。愉快味覺。興奮神經。諸食之謂也。但其量宜謹慎。否則釀成大害。茲舉其重要者言之。

私立福州中醫專校

(一)珈琲。爲茜草科植物之一種。熱帶原產。其果實爲肉果。常含兩豆形種子。曬此種子。焙爲粉末。用以代茶。內含珈琲素。濫飲之。則有害神經。歐人酷好此物。

(二)茶、爲山茶科植物之一種。原產地爲我國南部及東印度北部。中含興奮神經。爽快精神之茶素。(成分與珈琲素同)此茶素成結晶體。屬於類鹽基。茶有紅茶綠茶兩種。我國產紅茶內含茶素二，九三%綠茶二，九六%少飲之。則有助消化。爽神經之效。濫飲之。往往起頭痛不眠眩暈等症。小兒尤當注意。

(三)煙草。爲屬茄科之一年生草本。南美原產。發見於西歷一四九六年。葉爲大卵圓形。內含煙葉素之有毒成分。百分之二。乃至百分之七。受害之深淺。因從用量之多寡。個人之稟質。而有異同。然積用日久。大害神經。消化系統。致使資質魯鈍。視力衰弱。食量銳減。故各國政府。有鑒於此。特定法律。禁止青年吃煙。違者重罰。我國內務部。雖亦定禁吸紙煙辦法(一)年在十八歲內者(二)海陸軍人(三)各學校學生。但仍視爲具文。不能實行。

(四)鴉片。從罌粟之未熟果實之汁液製成。內含有毒瑪琲成分。爲麻醉藥中之錚錚者。腹痛或腹瀉時服之。得麻醉神經。忘其疼痛。阻腸之運動。令其勿瀉。然鴉片成癮。其爲害也。足以亡國滅種。故政府切實禁止之。(按鴉片本不在嗜好品內。因國人嗜好者多。特別加入)

（五）酒　酒之種類甚多如麥酒葡萄酒百花酒紹興酒膏粱酒勃蘭地等是其製法及成分雖各各不同而其含有酒精則一其中含量最多者勃蘭地膏粱酒等最少者爲麥酒酒精飲料用量極少時足以振精神活筋骨忘勞苦然濫飲及亂飲輒害腎臟胃臟神經血管凡中酒精毒者必先精神怠惰懶於操作終不免陷於癡狂又飲劇烈酒者毛細管漸減其收縮之力故其顏面鼻尖俱呈紅色頭眩中風於是乎起且飲酒者又有遺後世憂所謂低能兒不良兒者半爲豪酒家之後裔故各國現正設法禁酒或課以重稅

（六）醋　爲酒精酸化而生之液體內含醋酸成分能助腸胃之蠕動但酸味强者有凝固蛋白質之虞

（七）醬油　爲用大豆小麥及食鹽釀製之褐暗色濃厚液我國特有之嗜好品也

（八）香辛料　如丁香茴香胡椒蕃椒芥子桂皮生姜葱蒜等是有刺激黏膜促腺分泌之作用胃腸弱者食之可助消化但分量以少爲貴

約要

- 嗜好品
  - 珈琲
    - 茜草科植物熱帶原產
    - 種子內含珈琲素……興奮神經
  - 茶
    - 山茶科植物我國南部原產
    - 含茶素……同珈琲素
    - 我國產紅茶內含茶素二，九三綠茶內二，九六%
  - 煙草
    - 茄科植物南美原產
    - 葉內含煙葉素……害神經消化系統
  - 鴉片
    - 由罌粟果實之汁液製成印度原產
    - 內含瑪琲之有毒成分
  - 酒
    - 種類甚多製法成分各不相同
    - 內含酒精害腎臟神經肝臟血管
  - 醋……酒精酸化而成助味無大害
  - 醬油……由大豆小麥食鹽三種製成助味
  - 香辛料……刺黏膜促分泌

第三節　標準營養量及混食利益

吾人每日究須營養質幾何。歐洲學者曾研究之。法爲衡食物兩分。一用以分析。一用以食人。復取其排泄物詳加分析。兩相對照平均計算則每日所須滋養分量爲

蛋白質、……一三〇瓦

脂肪……八四瓦

含水炭素……四〇四瓦

水、……二八〇〇瓦

鹽、……三〇瓦

是係德人就德人所實驗之結果。移視我國。恐多不合。然藉此可以知其大體矣。

每日所須食料。究以若干量爲最適當。茲舉歐人就中等勞動之成人所定之標準食料三種如左。

第一種

瘠肉……半磅

馬鈴薯……一磅

牛乳……一杯、
麵包……半磅
牛酪……滿塗麵包

第二種、
瘠肉……半磅、
牛乳……四合半
飯……四分之一磅
麵包……半磅

第三種
麵包（和牛酪）……一磅
牛乳……三合、
乾酪……二盎斯
雞蛋……二枚

菓子……………………隨意

人類決不能專恃礦物性食物以爲生亦不能專恃有機食物之一類以爲生混食問題於茲發生但各種食物物質本多混合而成如麵粉則含有淡素物質之炭素無淡素物質之澱粉並從生長土壤所得之種種無機鹽類如獸肉則含有淡素之肌肉素無淡素之脂肪與間接獲自土壤之無機鹽類爰進而研究以尋常食物物質維持身體健康與節省消化器官勞動之方法吾人每日由全身所消耗之炭素淡素量爲

炭素……………四五〇〇格林……………約一〇盎斯

淡素……………三〇〇格林……………約四分之三盎斯

現假定某祗食麵包因欲得抵償消耗之淡素量則每日宜食麵包四又四分之一磅而其中含

炭素……………………九〇〇〇格林

淡素……………………三〇〇格林

故顧全淡素一方面之量不得不取兩倍所須之炭素量豈唯暴殄天物抑且令各器官重其勞動之擔負復假定某祗食瘠肉因欲得抵償消耗之炭素量則每日宜食瘠肉六又二分

之一磅。而其中含

炭素……………………四五〇〇格林

淡素……………………一三五〇格林

故顧全炭素之量。不得不暴殄剩餘之淡素。顧此失彼。顧彼失此。此所以不得專恃一種食物以爲生者也。倘兼食麵包瘠肉。既可供給系統之所須。復可減少食物之量。而暴殄之物質亦殊微。即

二磅麵包含……………………炭素四五〇〇格林淡素一五〇格林

四分之三磅瘠肉含……………………炭素五〇〇格林淡素一五〇格林

合計……………………炭素五〇〇〇格林淡素三〇〇格林

以是每日有二又四分之三磅固體。足償全體之消耗。而所暴殄者。不過炭素五百格林。混食利益。昭然若揭矣。

第十章　消化器之衛生

(甲)對於消化管之衛生。(一)齒中含有燐酸鈣。炭酸鈣。遇酸類則溶解。倘有殘質。嵌於齒間。因口腔內微生物之作用。由澱粉變爲砂糖。爲醋酸。醋係酸性。齒爲腐蝕。故食後宜漱口。(二)

飲食物之溫度不宜驟變恐裂碎琺瑯質致腐蝕內部之齒質(三)齲齒即因腐蝕處發生寄生蟲而成若齒有缺損宜速鑲補(四)酒精可防腐殺蟲故和少許薄荷油日日淨刷最爲合宜至去垢可用牙粉但宜擇其細膩者(五)勿嚙過硬之物質(近來商業界道德淪落米中往往混合和砂子偶一不愼齒爲裂傷)咀嚼時務叮嚀反覆可致齒強健且咀嚼又爲消化之準備咀嚼不足往往釀滅胃病(六)食物勿求速每碗飯須九分鐘每餐應費三十分鐘總宜徧拌唾液然後下嚥(以上對口腔而言)(七)飲食物過熱或已腐敗之物質皆足傷咽(八)魚刺等嚥下後往往傷咽而腫脹(以上對咽腔而言)(九)食抵胃後胃壁擴張起環動與蠕動故食時勿緊縛上腹部(十)誤食毒物時速用指搔咽出而哇之(十一)胃中食塊或液體容量過多即催嘔吐且係幽門閉鎖賁門開放胃壁收縮內物上噴之故(十二)小兒胃底發達未充嘔吐尤易並非疾病(十三)食後不宜多飲茶水恐稀薄胃液妨礙消化(以上對胃而言)(十四)腹部不可受寒否則腹痛下痢(十五)蛔蟲絛蟲恒卜居小腸誘起神經過敏惡心腹痛諸症故食物宜力求清潔防其濳入爲害(十六)糞便宜求流通勿令積滯(十七)少壯之人往往有腸墜之症墜下以後大抵復縮入者多其不能縮入者則殊爲危險(以上對腸而言)

（乙）對於食事之注意。（一）食時宜有一定。每日三餐或四餐。其間至少隔三小時以上。能確守時間。即爲長壽之一要素。（二）寢前不宜食物。因睡眠時。腸胃停止運動。故（三）宜取分食制度。或雙付碗筷制度。（四）喜怒哀樂諸感情俱足暫停消化液之分泌。故食時宜平心虛氣。洋洋自樂。樂則食物易於消化。孔子之割不正不食。席不正不坐。深明衛生之言也。西人進膳堂時。多著禮服。意即在此。（五）食後勿飲勿浴勿晝勿臥勿讀。因食物在胃腸消化。血液多薈萃於此。（六）食毋求過飽。以適可而止。

（丙）對於飲食物之注意。（一）食饐不食。肉敗不食。色惡不食。臭惡不食。失飪不食。不時不食。（二）獸肉魚肉中。往往潛伏寄生虫卵子。或其他病源菌。故肉類食物。務煮沸而後食之。（三）蔬菜類之根莖葉上。亦往往附著寄生虫卵子。宜再三洗滌。煮沸食之。（四）虫卵子者不食物宜貯於鐵紗廚中。避蠅鼠之害。（五）飲水宜求清潔。有色有臭有味不飲。有病源菌寄生飲。有有機物分解而生之物質者不飲。

（丁）對於食器之注意。（一）陶器玻璃器鐵器錫器銀器金器等。煮物盛物。俱無患害。（二）銅器鉛器。不宜煮物盛物。因前者易生有毒之綠青。後者遇醋酸。即發生黑色之醋酸鉛。（三）碗筷宜各人自備。以防傳染。

第五篇　循環系統

吾人身體之重肌肉居其半肌肉運動則其成分遽起變更疲勞物質滯積肌中若棄諸不顧遂至木痲不仁故欲期肌肉永遠維持其運動當棄其舊而易以新即以取自空氣之養氣取自食物之滋養質易積滯肌中之疲勞物質是然而養氣由肺臟主之滋養質由消化器主之與全身組織風馬牛不相及設其間無聯絡之器官則養氣與滋養質奚能分配於全身血液循環實介於兩者之間而專司此職者也總稱此循環器官謂之循環系統

第一章　血液之性質及作用

全身除表皮爪髮軟骨琺瑯質外無論損傷何部俱見紅色血液迸流此血液由無色水液血漿及無數細微浮體之血球所成全體之血液量固因狀態而變化平常成人約占全體重十三分之一初生兒約十九分之一

血液之色隨處有差（或鮮紅或暗紅）其性黏稠易生泡沫層雖至薄亦不透明反射光線呈赤色透過光線呈綠色味鹹而有中性或弱鹼性反應（離血管後則變酸性）具一種固有臭氣（隨動物種屬而異）是因血液中含有一種揮發性脂酸故倘加硫酸少許其臭更鬱鬱而勃發

華氏之度
(98-32)×5/9=36.7 攝氏之度
36.7×9/5+32=華氏之度

私立福州中醫專校

血液之溫度。在哺乳動物。則爲攝氏三十七度乃至四十度。人則三六，七至三七，四度。鳥類則爲四十度乃至四十三度。其比重視男女而異。男約一，〇五五至一，〇七五。女約一，〇五〇至一，〇五五。（水之比重一，〇〇〇）小兒較輕。冰點爲零度下〇，五六度。人體血液之近似成分爲

成分	數量
水	七八五，〇
赤血球（乾）	一三〇，〇
蛋白質	七〇，〇
纖維素	二，二
脂肪物質	一，四
食鹽	三，六
其他鹽類	一，八
色素物質廢物質及偶然物質等	六，〇
合計	一〇〇〇，〇

將血液水分蒸發乾後。其原素的化學成分。與乾肉成分約略相同。此狀態之血液成分爲

炭、……五八，〇

養、……一九，〇

淡、……一七，五

輕、……七，〇

灰分（鑛物質）……四，五

血液之用度。於關係器官內。已稍稍論及。然尚有未盡言者。茲撮錄其主要作用如下。（一）爲吸自食物之滋養質之庫藏。而運輸滋養分於身體諸部。（二）運輸各腺所藉以製造分泌液之物質於體內諸腺。（三）接濟養氣於經營酸化之各組織。是爲維持體溫所必須不可缺者。（四）搜羅老廢物質運諸排泄器官析離之或撤退之。（五）播熱於全體。（六）濡各種組織

約要、

- 血液
  - 成組
    - 血漿……液體
    - 血球……固體
  - 性質
    - 濃赤色不透明有鹹味
    - 中性或酸性有臭氣
    - 比重較水重溫度爲華氏九八，四度
  - 作用
    - 貯藏及分佈養分、
    - 供給原料於各腺、
    - 供給養氣維持體溫、

第二章　血球

血球分球血赤白血球兩種。赤血球形甚小。呈兩凹盤狀。直徑約三千二百分之一英寸。厚約萬二千分之一英寸。（約直徑四分之一）疊赤血球四百個。厚不過一分。鋪滿一平方寸。需數一千萬。其浮游於血液也。如是其衆且多。宜血液呈濃厚液狀。占血液全量約百分之四十。男子之血液中赤血球數較多於女子。計一立方粍內平均男約三百萬個女約四百五十萬個。（但因生理的或病理的各狀態而異。其數食後消化盛時。其數比枵腹時少。在動脈系內。血球之數大。體相似。在靜脈系內。血球之數隨處而異。）光線通過單個赤血球時。色黃而微綠。數個堆積時。其色變赤。此等血球之質。柔軟而有彈性。遇有抵抗。則變其形。然又能復其形。其實體亦係原形質。無膜。（有膜與否猶未決定）無核。（幼兒及哺乳類以外之動物則有明瞭之核。）故赤血球亦爲一種細胞體。無疑在靜止時。（血管外）有互相黏着成緡錢狀之傾向。

取馬或犬之血液。置低溫處。溶解其血球。乃生赤色結晶。是曰血色素。爲一含淡素之物質。若蒸發其水分。則成菱狀三稜柱之結晶體。內含多量養化鐵。（含鐵〇，四%）有結合養素之能力。當血液行經圍肺臟氣細胞之毛細管時。血色素乃結合空氣中之養素。而成鮮紅色。

私立福州中醫專校

回歸心臟再傳播於全身之組織爾時血色素釋其幾分之養素於組織內之炭素及輕素而成炭養氣及水致血色素變暗紫色轉回於肺復放其炭養氣而從吸入之空氣得其養氣綜觀上述可知命血色素爲養素傳遞體之意旨焉

血色素一分子與養素一分子結合故經流肺中之血色素之多寡卽爲攝取養素之分量是與身體健康上大有關係血液所含血色素之分量在壯年男子約有一三乃至一四%在婦人小兒老人則較少（胎兒血液內血色素量常少於母體之血液而初生兒之血液內反多於母體然不數日其量頓減）鮮紅血液恒流於動脈管（從心臟輸出血液之管）而暗紫色血液恒流於靜脈管（運血液至心臟之管）以上指體循環而言故鮮紅色血液常名動脈血暗紫色血液常名靜脈血

白血球　或名無色體或名食細胞前因其不含色素而名後因其能食細菌而名形較赤血球大直徑約二千五百分之一英寸然其大小不相均等中央有核周圍有顆粒性極黏稠循環時多附於管壁屢變其形狀而自營運動宛似名變形蟲之細微動物體（欲見其運動當於攝氏四十度處鏡檢之）此白血球匪特能自由運動並能食血中之細菌故於預防病菌蔓延厥功甚偉又能出入毛細管壁出血管外則潰廢而滅其數彼生於瘡處之濃汁大抵由是而成

白血球之比重較赤血球小而其數不及赤血球多平均約一與七二〇之比在脾靜脈中則爲一與四之比然此比亦變化靡定與年齡及食物之種類分量大有關係焉（婦人之白

私立福州中醫專校

血球數比男子少然在妊娠時則增加又消化盛時多於枵腹之時

除赤血球及白血球外血液中復有一種無色圓形分子名血小板其形至細血離體後瞬即消滅

血球之壽命甚短大約二十日左右由骨髓淋巴腺及脾臟等處新生血球以代之

- 血球
  - 赤血球
    - 兩面凹圓盤形狀
    - 直徑三千二百分之一厚二萬二千分之一英寸
    - 男數多於女數
    - 單體視之爲黄色
    - 靜時有互相吸着成緡錢狀之傾向
    - 血色素
      - 含養化鐵
      - 結晶體
      - 養素傳遞體
  - 白血球
    - 形常變化似變形蟲
    - 有核有顆粒
    - 透明原形質
    - 能食細菌能出入毛細管壁
    - 與赤血球爲一與七二〇之比
- 動脈血
  - 鮮紅色
  - 富養素
  - 常含於動脈管
- 靜脈血
  - 暗紫色
  - 常見於靜脈管
  - 較動脈血少含養素多含炭養氣
  - 因吸入養素變爲動脈血

第三章　血漿及凝固

試盛新鮮血液於一器暫時靜置之（三分乃至十二分）則變爲柔軟彈性之瓊脂狀物是曰血液凝固其始也容積甚大全體同色逾時稍久滲出一種淡黃色液體集於表面凝固物體遂漸縮小益加堅固而浮沈於黃色液中名此凝固體曰血餅黃色液曰血清血清味鹹平均比重爲一，〇二八

若以細而高圓之柱形玻璃瓶置於冰中（血液置冷處不凝固）由馬之血管注入血液閱時未久得分上下兩層上層透明琥珀色液下層爲赤色不透明部分前曰血漿比重一，〇二八後爲赤白兩血球之合體比重一，一〇五白血球居上赤血球居下故血漿等於血液減血球

移前述玻璃瓶中之血漿於試驗管置諸室內經一二時漸漸凝固數時間後有黃色液體浮於表面其下有灰白色纖維狀凝固物此液體卽爲血清凝固物因呈纖維狀故名纖維素（此物質不存於生活血液但血液流出後由溶液內之物質自然而生者）纖維素爲固形蛋白質不溶於酒精以水但溶於硝酸曹達及硫酸曹達之溶液中觀上所述可知血清與血漿之關係爲血漿減纖維素等於血清試觀下表其變化更瞭如指掌焉

私立福州中醫專校

血液（凝固前）
- 血漿
  - 水……九〇%
  - 鹽類……〇，八五%
  - 蛋白質……八，一〇%
  - 纖維素之原素
- 血球
  - 赤血球
  - 白血球

凝固血液
- 血清
  - 水
  - 鹽
  - 蛋白質
- 血餅
  - 纖維素
  - 血球

血液凝固及血清之實驗　赴屠牛場取牛之血液（或猪血）靜置於玻璃缸中逾時變爲柔軟彈性之瓊脂狀物是爲血液之凝固再閱數時凝固物體逐漸縮小滲出淡黃色液體前曰血餅後曰血清試盛血餅於紗囊浸水中揑之紅色血球由紗隙漏出囊中容積刻刻縮小至囊中無紅色物質出漏爲止次啟囊覩之見內有白色絲狀物質卽纖維素將纖維素貯於八〇%酒精中藏之或取人血一滴置

私立福州中醫專校

玻璃上加生理食鹽水二滴而乾燥之閱一時許血液悉凝固覆以蓋玻璃由一端如五〇%酒精以水洗二三回鏡檢時血球悉流去纖維素成細絲狀可窺血液凝固狀態之一斑矣

血液凝固之速度視動物種屬而異鳥血凝固最速（但在卵中之雛血十二至十四日不凝固）人血約二三分鐘犬兎之血約四五分鐘豚牛之血約八分鐘馬血約十五分鐘而凝固但凝固得用種種方法阻止之或催促之催促之之法（一）接觸空氣或接觸外物（無生物）（二）加蛋白質之逆行變性物（如加尿酸及膠之溶液是）（三）用高度之溫熱（攝氏三九至五五度）（四）加少量之水阻止之之法（一）置血液於低溫度處（二）加少許炭酸阿魯加里（三）加食鹽溶鹽（四）加砂糖溶液（五）零點以下之溫度（六）加多量之水

約要

- 血漿
  - 血液之液體
  - 含
    - 水
    - 溶解蛋白質
    - 無機鹽類
    - 纖維素之原素

血清——水
　　——溶解無機鹽類
　　——溶解蛋白質

凝固血液——纖維素……形成於凝固間——血餅……浮於血清
　　　　——血球……赤及白

第四章　心臟及其解剖

心臟　爲一圓錐形脫肉性空洞器官位胸前下部之中央橫隔膜之直上闊部或心基上向尖端或心尖下向並偏左在第五第六肋骨之間其大小隨人而殊（長四寸一分至四寸九分闊二寸九分至三寸七分）約等於本之人拳大成人心臟之重約九盎斯試剖豬羊等心臟而研究其構造如左

以刀鋒觸心面能挑起密覆心臟之薄膜之一部是膜爲心囊之內層其外層鬆圍心臟由內層返折而成多半取出心臟時已撕摔之兩層膜間有少許淋巴液心臟基底各側伏一耳狀肉垂是曰心耳在右者曰右心耳在左者曰左心耳中空第滿盛血液時不至若是扁平

基底之大血管約有七本中有數本壁厚而堅管雖空虛依呈環狀是爲動脈係自心臟輸出血液者其餘諸管壁較薄管空虛時壁相接觸是爲靜脈蓋運血液入心臟者也心之表面前後各有一溝在心臟內部此兩溝間張一肉隔分心臟爲二腔曰心室在右者曰右心室在左者曰左心室此兩心室成心臟之大部較心耳強而多肉試壓其壁於拇指與他指間易別心室之孰左孰右蓋左心室之壁特厚於右心室之壁也由是以觀心臟共有四腔曰右心耳右心室（偏右前）左心耳左心室（偏左後）玆更研究與此四腔交通之諸血管可知動脈直接出自心室而靜脈直接通於心耳前述七大血管之名稱列舉於左

（一）直接出自左心室之最大動脈曰大動脈

（二）直接出自右心室之兩動脈曰右肺動脈及左肺動脈

（三）交通右心耳之兩大靜脈曰上大靜脈及下大靜脈

（四）交通左心耳之兩大靜脈曰右肺靜脈及左肺靜脈（其實肺靜脈分爲兩管）

大動脈由心臟左側運血液於周身肺動脈由心臟右側運血液於肺臟上大靜脈由體之上部下大靜脈由體之下部收集血液運諸右心耳肺靜脈則收集循環肺內之血液運諸左

心耳

各側之心耳心室互相交通故入心耳之血液能移於同側之心室心室之壁全係肌肉質有數多肉柱突出內面中有立若尖錐者曰乳頭肌上附腱索維於上端之薄膜瓣在右心耳與右心室間者瓣數有三名三尖瓣輕倚於心室之壁若心室內血液之壓力作用於瓣下使瓣騰起健索伸張瓣緣相會心室心耳間之交通遂爲阻隔故血液祗許由心耳至心室不許逆行

肺動脈之基部復有三個半圓形囊狀瓣曰半月瓣囊底向右心室故血液由右心室至肺臟時無甚妨礙若向心室逆流時則三囊塡滿而相倚接以梗塞其通路左心耳與左心室間亦有瓣膜存在以其形似僧帽故名僧帽瓣(又名二尖瓣)祗許血液由左心耳至左心室不許其逆行

更解大動脈觀之見其基部亦有半月瓣形狀作用與肺動脈所具者同瓣旁有兩小孔爲冠狀動脉之起點心臟賴此以自營養此血液復集於冠狀靜脉兩者之分枝得見於心臟外面而其主管則橫於前後兩溝及心耳心室間之溝中

紀要

- 心臟
  - 右腔
    - 右心耳
    - 右心室
    - 其間有三小瓣
  - 左腔
    - 左心耳
    - 左心室
    - 其間有僧帽瓣

- 心臟腔
  - 右心耳
    - 壁薄形不規整
    - 血管
      - 上大靜脈……從上部
      - 下大靜脈……從下部
  - 右心室
    - 壁厚有乳頭肌腱索三尖瓣
    - 血管
      - 右肺動脈……至右肺
      - 左肺動脈……至左肺
      - 接合直下有半月瓣
  - 左心耳
    - 壁薄形不整齊
    - 血管
      - 右肺靜脈……從右肺
      - 左肺靜脈……從左肺
  - 左心室
    - 壁極厚有乳頭肌腱索
    - 僧帽瓣或二尖瓣
    - 血管……大動脈……至身體各部
    - 半月瓣在其起點
    - 冠狀動脈適起於半月瓣之外側

第五章　血管及其構造

血液循環所經之血管系統由動脈毛細管及靜脈所成大動脈出心臟後分爲支脈分而復分愈分愈細卒成髮狀細管曰毛細管其平均直徑約三千分之一英寸常排爲網狀管壁至薄易滲液體血液循環時所受之變化主在斯管迨血液過毛細管網後爲細微靜脈所吸收細靜脈愈合愈大終開口於直接入右心耳之大靜脈總稱此動脈管曰動脈系靜脈管曰靜脈系

動脈系指由左心室之大動脈至動脉毛細管之部分而言其名稱隨所至之處而異茲僅舉其主要者言之大動脉由左心室起向上方行曲爲弓狀是曰大動脉弧從弧之上部分出無名動脉左頸動脉及左鎖骨下動脉而無名動脉又分爲右頸動脉與右鎖骨下動脉二枝大動脉弧沿胸腹左方下降曰腹腔動脉分出胃動脉肝動脉脾動脉腎動脉上腸間動脉及下腸間動脉至第四腰椎之部分出內腸骨動脉及外腸骨動脉前之臀部後之足部

靜脉系血液循環全體後集全體靜脉血還流右心耳之血管其主要者爲上大靜脉及下大靜脉及下大靜脈前者合右頸靜脈左鎖骨下靜脈所成之左無名靜脉與右頸靜脈右鎖骨下靜脈所成之右無名靜脈爲一管而歸入右心耳後者合外腸骨靜脈內腸骨靜脈腎靜

私立福州中醫專校

脈腸間靜脈門脈肝靜脈爲一管亦歸入右心耳右肋骨間之靜脉又別成一系在右者曰奇靜脈在左者曰半奇靜脈二者相合歸入上大靜脈

凡血管不問其爲動脈爲靜脈皆由內外中三膜所成

（一）外膜　動靜二脈俱相等爲包血管之結締組織層

（二）中膜　在動脈則混有彈性纖維與平滑肌纖維斯二者最宜注意動脉愈大前者益增而後者益減愈小則相反蓋彈性纖維具伸展性俾血管有弛張餘地肌肉纖維橫走（在中等或小動脈）或縱走（在大動脉）靜脈之肌纖維悉縱走且彈性纖維極少壁亦較薄

（三）內膜　由扁平紡錘狀內皮細胞所成中具卵圓形核此膜凡動靜脉毛細管俱有之（毛細管僅有內膜無外膜與中膜）

靜脉大抵俱有如心臟之半月瓣有時瓣與瓣間距離甚短各瓣皆以囊口向心臟防血液之逆流小靜脉之瓣多爲單體但成對排列者亦不少且有數處靜脉并不具瓣者如大靜脉肺靜脉入肝之門靜脉出肝之肝靜脈及由腎臟至下大靜脈之腎靜脈是

動脈管常居深處隱隱寓有保護之意唯靜脉逼近體面呈蒼青色得由皮膚而縱其所之倘以手指壓其一管背血液進行方向而推之則血液退流充塞瓣囊阻截交通使之腫脹呈

結狀觀然阻止血液通臂靜脈之一本對於循環無甚影響蓋靜脈管密布如網互相連絡故血液能舍此路而由他且靜脈管全體之面積大於動脈管故能於一定時間運超過其所受之血液於心臟

動脈及靜脈血之實驗　分甲乙兩法

(甲法)用牛血

(一)取兩試驗管各盛除纖維素之血少許因欲易辨其色加食鹽水三倍稀釋之(二)取第一試驗管以手指底瓶口竭力振盪使空氣中之養氣與血液中之血色素化合(手指應時時開放)(三)取第一試驗管與第二試驗管兩相比較前者之色鮮明後者之色污濁前爲動脈血後爲靜脈血(四)此種實驗亦可用還元劑即第一試驗管中加硫化阿姆尼亞二三滴與第二試驗管(不加硫化阿姆尼亞者)同時振盪後互相比較因藥劑之還元作用第一管成暗紫色(靜脈血)第二管成赤色動脈血)

(乙法)鼠之實驗　取甲乙兩匹同大之鼠閉於玻璃鐘內

甲鼠……鐘內直滋以哥囉訪之棉鼠漸次麻醉而死死後剖開腹部內臟呈暗赤色因死後呼吸窒塞循環停止血液悉成靜脈血故內臟亦呈暗赤色

乙鼠……鐘內導入瓦斯管鼠奔騰而死死後剖開腹內臟呈鮮紅色因生炭酸血色素故也

約要

- 血管
  - 動脈
    - 從心臟輸出血液
    - 層
      - 外膜……結締組織
      - 中膜……彈性纖維及平滑肌纖維……甚厚
      - 內膜……內皮細胞
  - 毛細管
    - 連接細動脈及細靜脈
    - 排若網目
    - 壁甚薄有內膜
    - 直徑約三千分之一英寸
  - 靜脈
    - 運血液至心臟
    - 層……同動脈但少肌肉及彈性纖維
    - 常具瓣膜……似半月瓣

第六章　心臟之動作

血管之主要性質既已明晰爰進而闡明心臟之動作心臟內腔共分四部若內腔擴張時

私立福州中醫專校

血液自由從大靜脈肺靜脈各流入右心耳及左心耳而達左右兩心室但兩靜脈之輸運血液於兩心耳也無一息停故心耳先充滿血液膨脹至極點時兩心耳遂同起收縮脅迫血液入下方之心室心耳收縮之力不足回送血液於靜脈管因該處屯積血液有抵抗之壓力故也俟心室充滿血液三尖瓣及僧帽瓣乃浮於血液面上洎兩心室同時收縮則閉鎖心耳間之瓣而推開半月瓣蓋三尖瓣及僧帽瓣因收縮之力而挺起復有腱索緊張於下瓣膜邊緣互相接觸致心室內血液唯有向肺動脈及大動脈行不克逆回心耳然則腱索之作用無非防瓣膜遠去心室耳

血液既入肺動脈及大動脈後因血液之後退充滿半月瓣囊阻其逆回心室故心臟之動作得分爲三期(一)心耳收縮期(二)心室收縮期(三)休息期而其運動之狀態及順序則爲

(一)血液由大靜脉肺靜脈流入右心耳左心耳

(二)左右心耳同時收縮血液流入左右心室

(三)左右心室同時收縮而左右心耳同時弛緩血液流入兩動脈(大動脉及肺動脉)

(四)左右心室同時弛緩半月瓣閉鎖

（五）暫時休息

以上運動周而復始循環不已而一周運動爲時無須一秒心室每收縮一次約注入三〇斯血液於兩動脈系統（大動脈及肺動脈）之各管

以手掤胸得感心臟之鼓動（鼓動與動脈管之脈搏符合）是因心臟收縮時心尖上舉衝突胸壁故位置約在第五第六肋骨之間去胸骨兩英寸處脈搏（動脈管壁之收縮曰脈搏）之次數依年齡動靜及其他種種條件（如溫度，身長，男女性等）而大有變化茲示因年齡而變化之平均數如左

初生兒……………………每分鐘一四〇次
一歲間……………………每分鐘一二〇次
二歲間……………………每分鐘一一〇次
三歲間……………………每分鐘　九五次
四歲間……………………每分鐘　八七次
十四歲間…………………每分鐘八五—八七次
成人………………………每分鐘七〇—八〇次
耄老………………………每分鐘六〇—七〇次
八十至九十歲間…………每分鐘八〇次以上

覆耳於健康人之胸膺得聞一種聲音名曰心音蓋心臟每鼓一次生有兩音一音長而鈍由三尖瓣僧帽瓣之振動及心室之收縮而起他音短而銳由半月瓣之驟閉所生

約要

心臟之動作

- 心耳收縮
  - 同時
  - 逼血液入心室
  - 其力不足以令回原靜脈
- 心室收縮
  - 閉鎖心耳心室間之瓣
  - 腱索緊張
  - 推開半月瓣
  - 逼血液入動脈管
- 鼓動
  - 心尖上舉衝胸之前壁
  - 每分鐘從六〇至一四〇次
- 心音
  - 純音……三尖瓣及僧帽瓣之顫動
  - 與心室之收縮
  - 銳音半月瓣之驟閉
  - 起一脉搏

第七章　血液循環

血液在組織內能供其所需去其所產故其流如水往者過來者續無一息之停其所以不息者端賴有唧筒裝置之心臟動作

血管系統雖極複雜然皆以心臟爲中點出自心臟者復反於心臟前曰動脈後曰靜脈介於其間者曰毛細管名血液由動脈出心臟經毛細管再由靜脈而歸心臟之運動曰血液循環實於千六百二十八年由哈囘氏所發明者也茲舉其實驗之證據如下

（一）心臟於半時間內所推出之血液其重超過體重

（二）血液由動脈迸出與心臟之鼓動一致

（三）束縛大靜脈管則心臟變靑而無血

（四）束縛大動脈管則心臟異常膨大

（五）諸瓣排列狀况祇許血液專循一向而行

（六）注毒藥於一血管未幾全體生影響

（七）切斷動脈時緊抑傷處之上部出血自止

（八）切斷靜脈時緊抑傷處之下部出血自止

私立福州中醫專校

（九）藉顯微鏡力視蛙足蹼內之毛細管得確見血液之運動

吾人得從一定之點蹤尋血液之路徑迄其復歸原點爲止而觀其全體循環先由大靜脈羅集血液注於右心耳移於右心室逼其過肺動脉而入肺臟乃環流肺內之毛細管釋其炭養氣攝入新養素由肺靜脈而移於左心耳左心室此室收縮即逼血液經大動脉及其支脉而入全體組織之毛細管後再集積於靜脉直接或間接運諸大靜脈於是乃完全一週

血液循環之試驗　教者先降左手舉右手少時令諸生視二手之皮色及其爪部次又降右手舉左手少時復以視之則舉者恆較白降者恆較赤是即二部血液流行之證因流行不絕而生循環循環之實驗可先縛一犬以黃血鹽溶液注入其右頸靜脉中次於左側之無名靜脉穿少孔下置受器受容所放射之血液每數秒時一換受器又預置第二鹽化鐵液於各器中至某器必見青色之反應是即循環一週之證又合之前注入黃血鹽之時期則得血循環一週所須之時間幾許

綜觀上述血液由心臟之一側而他側共有兩種循環

（一）右心室　肺動脉　肺臟（毛細管系統）　肺靜脈　左心耳……是曰肺循環（或曰小循環）

（二）左心室　大動脈　全身毛細管　上大靜脉下大靜脈　右心耳是曰體循環（或曰大循環）

體復環別有一支路即門脈循環是須血液於胃腸及脾臟動脈分爲毛細管内合成三靜脈（胃靜脈腸間膜靜脈及脾靜脈）三靜脈統合爲一成門靜脈入肝中與動脈連結終成肝靜脈注於下大靜脈

肺靜環所經之路程不及體循環之遠故需力較少右心室壁所以薄於左心室壁者其故在茲

然血液能取捷徑不過肺臟但過冠臟系而由心臟之一側以至他側即血液在動脈之半月瓣外側進冠狀動脈經毛細管網復會集於冠狀靜脈乃直注於右心耳於是血液可不經心臟而完全一循環

心室收縮二十七次完全一週循環吾人每分鐘心臟收縮假定七十二次故一周循環所須時間約二二·五秒經一分乃至二分鐘血液全體能通過心臟

毛細管内之血液循環　取一軟木板大與顯微鏡之載台相等其中央穿一孔相當載物台之孔視察材料甚多分述於左

（甲）蛙蹼之觀察　將蛙之前肢及一後肢固定於一板載於與載物台同高之台上次展他一後肢之蹼部用針固定於軟木板上軟木板則用鋼機固着於載物台先用低度鏡檢之見有網狀毛細管血液在内如蟻疾走凡毛細管漸次進行而分枝者爲動脈反是者爲靜脈次加食鹽水一滴上載蓋玻璃用高度鏡檢之見赤血球集合而流於管之中央白血球沿毛細管壁遲遲進行（夏秋兩季可用此材料）

（乙）蝙蝠翼膜之觀察　取蝙蝠一置於上記台上以翼膜展於軟木板上亦可達觀察之目的（冬

私立福州中醫專校

春兩季此種材料極易採集）

（丙）蝌蚪尾部之觀察　包蝌蚪於濕水之綿內歛木板孔上先置一蓋玻璃置蝌蚪尾部於其上上再掩一蓋玻璃同上法鏡檢之（春夏之交最易採集）

（丁）蛙之膀胱觀察　仰臥已痲醉之蛙剖開下腹部側面之皮膚及肌肉層直達其腹腔次翻轉其體以吸管吸鹽水插入總排泄腔靜壓橡皮球注入鹽水斯時鹽水入膀胱而膨脹後移於玻璃板上以指壓其背部膀胱乃由傷口迸出橫於玻璃板上以此玻璃板置於載物台用低度顯微鏡觀察之得目覩其血液循環之光景

約要

血液循環：

肺循環：右心耳……右心室……肺動脉……肺臟……肺靜脉……左心耳

體循環：左心室……大動脉……全體毛細管網……大靜脉……右心耳

第八章　血流之速度及血壓

血液因心臟之收縮射出大動脉凡動脈愈進則分枝愈繁卒成毛細管毛細管之總面積超過動脉管血流與河流同理發源之處其流恆急漸漸下降則減其速度故血液達毛細管速度甚微一至靜脉再行增加欲試血流之速度時可用血流速度計試驗之結果大動脈管內血流之速度每每秒鐘四百粍大靜脈管內一百粍毛細管內平均不過〇，五粍血液在血管中所以能運動者全在血壓之有等差血壓由動脉經毛細管而入靜脈漸漸減少至將近心臟之大靜脉時其壓甚低用檢壓計試驗知各種動物動脉內之平均血壓如次（幼者與老者之血壓比壯者稍低）

馬之頸動脉……………等於……………一五〇—二〇〇粍水銀柱

犬之頸動脈……………等於……………一〇〇—一八〇粍水銀柱

牛之頸動脈……………等於……………一七〇粍水銀柱

猫之頸動脈……………等於……………一五〇粍水銀柱

人之大動脉……………等於……………一〇〇—二〇〇粍水銀柱

靜脈內之血壓如次

羊之股靜脉……等於……一一，四粍水銀柱
犬之顏靜脉……等於……四五，二三粍水銀柱
犬之膊靜脈……等於……四三，九粍水銀柱
犬之股靜脉……等於……五，四二粍水銀柱

動靜兩脈之血壓相差如是其遠故切斷動脈時血流遠迸數尺毀傷靜脈時僅見其如潮湧而已

約要

血流速度
- 大動脉……每秒鐘四〇〇粍
- 大靜脈……每秒鐘一〇〇粍
- 毛細管……每秒鐘〇，五粍

血壓
- 動脉……一〇〇至二〇〇粍水銀柱
- 靜脉……較動脉少

第九章　無管腺

身體中有若干器官不知其作用不知其屬何系統僅見有血管出入並無特別之管以運

病理學

《病理学》引言

《病理学》为福州中医专门学校教材之一，蔡人奇编。蔡人奇为私立福州中医专门学校校长，其办校重点在于经典理论学习，聘请名师讲授《黄帝内经》《伤寒杂病论》及本草相关著作等，且衷中参西，开设了生理、病理、解剖等西医课程。本讲义共64页，书前有目录，共有大纲、养生、病源、别症、论治、六淫、七情、妇女病理提要、幼儿病理提要9章内容。原稿中还有不少眉批，或是对教材的扩展补充，或是对难解字的音译注释，或是对部分语句的解释。

病理學總論目次

病理學總論

福州蔡　穀人奇述

一大綱

◎臟腑經絡解

醫之所治者病也。病之所從生者臟腑經絡也。人身之生理。不能外臟腑經絡。不明臟腑經絡。施治鮮不忒矣。昔之神醫。隔垣而洞見人之臟腑經絡。非眞能隔垣洞見也。亦極言辨之明而知之審耳。吾於是作臟腑經絡解。

▲五臟

五臟者。心肝脾腎肺也。心藏神。肝藏魂。脾藏意。肺藏魄。腎藏志。藏而不瀉。故謂之臟。然有六臟其一臟心包絡也。心包絡者。相心布令。居於膻膈之中。故又名膻中。所謂膻中主喜樂。代心宣化者是也。

▲六腑

六腑者。膽胃大腸小腸膀胱三焦也。膽爲清凈之府。胃爲水穀之府。小腸爲化物之府。大腸爲傳導之府。膀胱爲津液之府。三焦爲決瀆之府。以其爲傳化水穀之司。故謂之府。然五府皆有盛貯。獨三焦無盛貯。是孤府也。三焦下連屬於腎。上連屬於肺。腎肺相懸。全賴三焦之氣蒸融於上中下之間。俗謂爲網油。網油連著膀胱。水因得從網油中滲入膀胱。所謂三焦主決瀆水道。由之而出者是也。

▲生尅

五行者。五藏之代名詞也。木火土金水者。即以代肝心脾肺腎也。今言其生尅。木生火。火生土。土生金。金生水。水生木。此其相生也。木尅土。土尅水。水尅火。火尅金。金尅木。此其相尅也。吾國醫學首重氣化。故不可不可生尅之作用也。

▲經絡

脉之行也。分派如水。故謂之脉。其深行者謂之經。支而橫者謂之絡。絡之支別者謂之孫絡。經曰。經脉伏行分肉之間。深而不常見。其常見者絡脉也。

▲十二經脈

十二經脈者。手太陰屬肺。足太陰屬脾。手少陰屬心。足少陰屬腎。手厥陰屬心包絡。足厥陰屬肝。手太陽屬小腸。足太陽屬膀胱。手少陽屬三焦。足少陽屬膽。手陽明屬大腸。足陽明屬胃。屬臟者爲陰經。屬腑者爲陽經也。

▲手足陰陽

手之三陽經。從手走頭。手之三陰經。從腹走手。足之三陽經。從頭走足。足之三陰經。從足走腹。始於肺經。而終於肝經。常榮無已。終而復始。此血氣循行之終始也。

▲十二經相表裏

足太陽膀胱。與足少陰腎相表裏。水也。足少陽膽。與足厥陰肝相表裏。木也。足陽明胃。與足太陰脾相表裏。土也。是爲足陰陽之合也。手太陽小腸。與手少陰心相表裏。火也。手少陽三焦。與手厥陰心主相表裏。火也。手陽明大腸。與手太陰肺相表裏。金也。是爲手陰陽之合也。

▲五官

鼻者肺之官也目者肝之官也口唇者脾之官也舌者心之官也耳者腎之官也其候五藏之病也肺病者喘息鼻張肝病者眥靑脾病者唇黃心病者舌卷短顴赤腎病者顴與顏黑

▲五氣

五氣所病心爲噫肺爲欬肝爲語脾爲吞腎爲欠爲嚏胃爲氣逆爲噦爲恐大腸小腸爲泄下焦溢爲水膀胱不利爲癃不約爲遺溺膽爲怒是爲五病

▲五志

精氣幷於心則喜幷於肺則悲幷於肝則憂幷於脾則畏幷於腎則恐此因虛而相幷也

▲五液

五藏化液心爲汗肺爲涕肝爲淚脾爲涎腎爲唾是爲五液

▲五主

五藏所主心主脉肺主皮肝主筋脾主肉腎主骨是爲五主

▲五脈

五脈應象肝脈弦心脈鈎脾脈代肺脈毛腎脈石是爲五藏之脈

▲五敗

五敗者壞症也有二說（一）手足腫無交紋者心敗唇反黑無紋者肺敗面黑有瘡者肝敗陰腫囊縮者腎敗臍突腫滿者脾敗（二）譫妄失倫者心敗音啞氣促者肺敗肌肉盡脫者脾敗筋骨痛甚者肝敗泄瀉不止者腎敗

▲六氣

兩神相搏合而成形常先身生是謂精上焦開發宣五穀味熏膚充身澤毛若霧露之溉是謂氣腠理發泄汗出溱溱是謂津穀入氣滿淖澤注於骨屬屈伸洩澤補益腦髓皮膚潤澤是謂液中焦受氣取汁變化爲赤是謂血壅遏營氣令無所避是謂脉

▲臟腑及肢節見於面部者

庭者首面也闕上者咽喉也闕中者肺也下極者心也直下者肝也肝左者膽也下者脾也方上者胃也中央者大腸也挾大腸者腎也當腎者臍也面王以上者小腸也面王以下者膀胱子處也此藏府之見於面部者也顴者肩也顴後者臂也臂下者手也目內眥者膺乳也挾繩而上者背也循牙車以下者股也中央者膝也膝以下者脛也當脛以下者足也巨分者股裡也巨屈者膝臏也此肢節之見於面部者也何以知其爲病也祇見某部不止之色隱然見於

骨間者。必不免於病矣。

▲十五絡脉

手太陰之別名曰列缺。起於腕上分間。並太陰之經。直入掌中。散入於魚際。

手少陰之別名曰通里。去腕一寸。別而上行。循經入於心中。繫舌本。屬目系。

手心主之別名曰內關。去腕二寸。出於兩筋之間。循經以上。繫於心包絡。

手太陽之別名曰支正。上腕五寸。內注少陰。其別者。上走肘。絡肩髃。

手陽明之別名曰偏歷。去腕三寸。別入太陰。其別者。上循臂。乘肩髃。上曲頰偏齒。其別者。入耳。合於宗脈。

手少陽之別名曰外關。去腕二寸。外遶臂。注胸中。合心主。

足太陽之別名曰飛揚。去踝七寸。別走少陰。

足少陽之別名曰光明。去踝五寸。別走厥陰。下絡足跗。

足陽明之別名曰豐隆。去踝八寸。別走太陰。其別者。循脛骨外廉。上絡頭項。合諸經之氣。下絡喉嗌。

足太陰之別名曰公孫。去本節之後一寸。別走陽明。其別者。入絡腸胃。

足少陰之別名曰大鍾當踝後遶跟別走太陽其別者並經上走於心包下外貫腰脊

足厥陰之別名曰蠡溝去內踝五寸別走少陽其別者經脛上睾結於莖

任脈之別名曰尾翳下鳩尾散於腹

督脈之別名曰長强挾膂上項散頭上下當肩胛左右別走太陽入貫膂

脾之大絡名曰大包出淵液下三寸布胸脅

凡十五絡即十二經之別絡加任督兩大絡因脾藏有二絡合爲十五一說胃亦有二絡一曰豐隆一曰虛里則絡應有十六也

▲奇經八脈

奇經八脈者陰維也陽維也陰蹻也陽蹻也任也督也衝也帶也陽維起於諸陽之會由足外踝而上行於衞分陰維起於諸陰之交由足內踝而上行於營分所以爲一身之綱維也陽蹻起於跟中循外踝上行於身之左右陰蹻起於跟中循內踝上行於身之左右所以使機關之蹻捷也督脈起於會陰循背而行於身之後爲陽脈之總督故曰陽脈之海任脈起於會陰循腹而行於身之前爲陰脈之承任故曰任脈之海衝脈起於會陰夾臍而行直衝於上爲諸脈之衝要故曰十二經脈之海帶脈則橫圍於腰狀如束帶所以總約諸脈者也是故醫而知乎

八脈。則十二經十五絡之大旨得矣。

▲宗營衛三氣

宗氣者。左胸跳動之大氣也。經曰。胃之大絡。名曰虛里。貫膈絡肺。出於左乳下。其動應衣。脈宗氣也。盛喘數絕者。則病在中。結而橫有積矣。絕不至曰死。乳之下其動應衣。宗氣泄也。

衛氣者。卻禦諸邪。捍衛諸部也。經曰。衛者水穀之悍氣也。其氣慓疾滑利。不能入於脈也。故循皮膚之中。分肉之間。熏於肓膜。散於胸腹。逆其氣則病。從其氣則愈。

營氣者。血液之作用也。靈樞曰。營氣之道。納穀爲寶。穀入於胃。乃傳之肺。流溢於中。布散於外。精專者。行於經隧。常營無已。終而復始也。

營衛　靈樞曰。人受氣於穀。穀入於胃。以傳於肺。五臟六府。皆以受氣。清者爲營。濁者爲衛。營在脈中。衛在脈外。營周不休。五十而復大會。陰陽相貫。如環無端。

宗營衛　靈樞曰。五穀之入於胃也。其糟粕津液宗氣。分爲三隧。故宗氣積於胸中。出於喉嚨。以貫心脈。而行呼吸焉。榮氣者。泌其津液。注之於脈。化以爲血。以榮四末。內注五藏六府。以應刻數焉。衛氣者。出於悍氣之慓疾。而先行於四末分肉皮膚之間。而不休者也。

◎先天根本論

夫玄黃未兆天一之水先生胚體未成兩腎之元先立蓋嬰兒未成先結胞胎其象中空一莖直起形如蓮蕊一莖即臍帶蓮蕊即兩腎也而氤氳一點元陽之爲命者寓於中焉水生木而後肝成木生火而後心成火生土而後脾成土生金而後肺成五臟既成六腑隨之四肢乃具百骸乃全是未有此身先有兩腎故腎爲臟腑之本十二脉之根呼吸之主三焦之源而人資之以始者也故曰腎水者先天之根本也一點元陽寓於兩腎之間是爲命門所以運行三焦腐熟水穀內經曰少火生氣即謂此也古之神聖察腎爲先天根本故其論脉者曰人之有尺猶樹之有根枝葉雖枯槁根本將自生試觀傷寒危篤猶診太谿以卜腎氣腎氣尚存猶有轉危爲安之望腎氣也者人之所以資生也方其爲嬰孩也未知牝牡之合自能保固元陽使之無缺年十六而眞精滿始能生子精泄之後眞體已虧倘再不知節嗇則百脉空虛不危何待此精之所以不能不固也固精之道除節慾外尚有數端一曰貴節勞目勞於視精以視耗耳勞於聽精以聽耗心勞於思精以思耗體勞於力精以力耗隨事節之則精與日俱積矣一曰貴息怒腎司閉藏肝主疏泄二臟皆有相火其系皆上屬於心心君火也怒傷肝而相火動則疏泄者用事而閉藏者不得其職精已暗耗矣一曰宜戒酒酒能動血飲酒則全身俱赤是擾其血也數月不近色精已凝厚一夜大醉精隨薄矣至於飲食之道必得乎中經曰精不足者

補之以味膏粱之味固能生精而恬澹之味亦能益精洪範曰稼穡作甘世間之物惟五穀得味之正澹食五穀大能養精可知人能淡食而徐飽者大有益於脾腎經曰胃爲水穀氣血之海化榮衛而潤宗筋又曰陰陽總宗筋之會會於氣街而陽明爲之長皆屬於帶脉而絡於督脉故胃强則腎充而精氣旺胃病則精傷而陽事衰也靈樞曰生之來謂之精此先天元生之精也素問曰食氣入胃散精於五臟此水穀日生之精也日生之精皆從水穀之精氣所化而後分布五臟藏之於腎若飲食之精遇一臟有邪則一臟之食味化之不全不得與元精俱藏而時自下矣故腎之陰虚則精不藏肝之陽强則氣不固若遇陰邪客於內與所强之陽相感則精脫而外泄矣所謂陽强者乃肝之相火强耳非眞陽强也先哲洞窺其本勉力圖全遇症之虚者亟保元陽以培生命之本水不足者壯水之主以制陽光六味丸是也火不足者益火之元以消陰翳八味丸是也祇於年力方剛尺脉獨實者微加炒知栢抑其亢炎奈何昧者遂以之爲滋陰上劑救水神方不問虚實而概投之不知知母多服則腸胃滑黄栢久服則腸胃寒陽明受賊何以化榮衛而固元精哉

▲水火立命論

夫人何以生生於火也火陽之體也造化以陽爲生之根人生以火爲命之門命門者一點元

陽寓於兩腎之間以腎水保養之故水與火爲對名而火不與水爲對體其與水爲對者後天之火其不與水爲對者先天之火後天之火有形而先天之火無形有形之火水之所尅無形之火水之所生蓋謂相火藏於命門而腎水足以維護之使之生生不已此所謂水火既濟者也故養生莫先於養火其柰近世之養生者並不究其由來惟知氣血僅曰氣陽血陰惟知臟腑僅曰臟陰腑陽即知水火者不過心腎而已孰知氣血中更有氣血之根陰陽中更有眞陰眞陽之所水火中更有眞水眞火之原也凡暴病而卒死絕處而得生者皆在乎根本眞處得之非泛泛乎在氣血間也奈何僅以氣血爲陰陽陰陽爲氣血而以水火爲心腎用四物湯以補血調陰四君湯以補氣調陽坎離丸以調心腎水火而於眞陰眞陽眞水眞火爲氣血之根者反不鄭重及之蓋其用藥調理無非敷衍氣血而已是猶植樹者徒在枝葉修飾爲事而不及乎根本豈有裨哉吾人爲學欲明水火爲氣血之根水火爲眞陰眞陽之所須知芎歸辛竄僅可調榮難補眞陰眞水苓朮甘草僅可調衛難補眞陽眞火即炮薑炙草僅可溫中難到腎經其爲水火眞陰眞陽之寶者惟仲景八味而已故不重眞陰眞陽而欲求生者是不達水火爲立命之本之至理者也

▲調護水火論

經曰精氣奪則虛又曰邪之所湊其氣必虛虛者空也無也譬諸國內空虛人民離散則盜賊蜂起鎮撫爲難若非委任賢智安靖休養以生息之未能保其無事也病之虛者亦猶是已醫非明哲孰能鎮之以收合散亡克復故物哉經曰不能治其虛安問其餘蓋言虛爲百病之本宜其首舉以冠諸證也然補足空虛者氣血也化生氣血者水火也水火者生身之本神明之用也靈樞曰水之精爲志火之精爲神然水火宜平不宜偏宜交不宜離火性炎上故宜使之下水性就下故宜使之上水上火下名之曰交交則爲既濟不交則爲未濟交者生之象不交者死之徵也如消渴症不交火偏盛也水氣症不交水偏盛也火者陽也氣也與水爲對待者也水爲陰精火爲陽氣二物匹配名曰陰陽和平亦名少火生氣如是則諸病不作可得長生矣倘不善攝養以致陰虧水涸則火偏勝所謂陰不足則陽必湊之是爲陽盛陰虛亦曰壯火蝕氣夫火即氣也氣即火也何以謂爲壯火蝕氣東垣亦曰火與元氣不兩立似乎火與氣幻爲二物矣其說安在蓋平則水火既濟火即爲眞陽之氣及其偏也則邪火日盛始與元氣不兩立而成乖戾之象焉此正指火之變態多端其爲病也非一明此則餘皆可辨惟是世人之重養陰者謂人一身水一而已火則二焉陽常有餘陰常不足自少至老所生疾病靡不由於眞陰不足況節慾者少嗜慾者多以致陰水愈虧陽火愈旺且也陰道難長峻補亦無旦夕之

效故補陰之品自少至老不可一日間斷而補陽之藥則勸戒諄諄何其所見之偏也夫人之性禀不同陽盛人補陰固宜陰盛人補陽尤要况陰從陽長單滋陰分徒傷胃氣反絕後天化生之源要知純陰之藥多屬肅殺閉藏之氣何以有陽和化育之功哉况天地以陽爲生之根人生以火爲命之門天非此火不能化生萬物人非此火不能有生人之眞火能藏於下則眞水自能布於上陽施陰化之象克昭氣血平和之長日旺陰陽之精互藏其宅陰中有陽陽中有陰故心火也而含赤液腎水也而藏白氣赤液爲陰白氣爲陽循環往復晝夜不息此常度也苟不知攝養縱恣情慾虧損眞陰陽無所附因而發越上升陽愈盛而陰愈虧由是上焦發熱咳嗽生痰迫爲吐衄頭痛煩燥胸前骨痛口乾舌苦五心煩熱潮熱骨蒸小便短赤此其候也久則孤陽不能獨旺由是飲食不化泄瀉無度丹田不煖筋骨無力夢遺精滑眩暈自汗卒倒僵仆此其候也夫少陰臟中重在眞陽陽不回則邪不去厥陰臟中職司藏血不養血則脉不起故治之者陽虛甚者補陽而生陰使陰從陽長也陰虛甚者補陰以配陽使陽從陰化也陰陽調和百病消解若便偏重執見不惟貽害於一時將見後之學者以訛傳訛而貽害於千古矣

◎後天根本論

夫人墜地呱呱一聲之後。謂之後天。後天之根本脾胃是也。脾胃屬土。土爲萬物之母。易曰。至哉坤元。萬物資生。脾胃者。後天之元氣也。經曰。脾胃者倉廩之官。五味出焉。又曰。食氣入胃。散精於肝。淫氣於筋。濁氣歸心。淫精於脉。脉氣流經。經氣歸於肺。飲入於胃。游溢精氣。上輸於脾。脾氣散精。上歸於肺。通調水道。下輸膀胱。水精四布。五經並行。合於四時五臟陰陽。揆度以爲常也。是知水穀入胃。灑陳於六腑。而氣至焉。和調於五臟。而血生焉。行於百脉。暢於四肢。充於肌肉。而資之以爲生者也。故曰安穀者昌。絕穀者亡。蓋嬰兒既生。一日不再食則饑。七日不食。則腸胃竭絕而死矣。人之有脾胃。猶兵家之有餉道也。餉道一絕。萬衆立散。脾胃一敗。百藥難施。上古聖人。知土爲後天之根本。故曰四時皆以胃氣爲本。有胃氣則生。無胃氣則死。是以傷寒當危困之候。猶診衝陽。以察胃氣之有無。衝陽應手。則回生有日。衝陽不應。則坐而待斃矣。東垣先生深窺經旨。獨著脾胃論。以提醒聾瞶。曰。胃中元氣盛。則能食而不傷。過時而不饑。脾胃俱旺。能食而肥。脾胃俱虛。不能食而瘦。善食而瘦者。胃伏火邪於氣分。則能食。脾虛則肌肉削。或曰血實氣虛。則體易肥。氣實血虛。則體易瘦。虛者何。凡七情戕於內。六氣攻於外。皆足以致虛。惟飲食與勞倦兩端。關係尤大。經曰。飲食自倍。腸胃乃傷。又曰。水穀之寒熱。感則害人六腑。夫飲者水也。無形之氣也。經曰。因而大飲。則氣逆。或爲喘咳。或爲水腫。或爲嘔吐之類。食者物也有形之血也經曰因而飽食筋脉橫解腸澼爲痔或爲脹滿或爲積聚或爲諸病或爲吐利之類此所謂飲食傷也經曰有所勞倦形氣衰少穀氣不盛上焦不行下脘不通胃氣熱熱氣熏胸中故內熱又曰勞則喘息汗出內外皆越故氣耗矣有所勞倦皆損其氣氣衰則虛火旺旺則乘脾脾主四肢故困熱無氣以動懶於言語動則喘乏表熱自汗心煩不安此所謂勞倦傷也蓋人受水穀之氣以生胃爲水穀之海五臟六腑皆受灌輸若起居失度飲食失節未有不傷脾胃者也脾胃一傷元氣必耗心火獨炎心火即下焦陰火心不主令相火代之火與元氣勢不兩立一勝則一負陰火上冲氣高而喘身熱而煩脾胃之氣下陷穀氣不得升浮是春生之令不行無陽以護其營衛乃生寒熱經曰勞者溫之損者溫之溫能除大熱最忌苦寒反傷脾胃東垣於勞倦傷者立補中益氣湯純用甘溫兼行升發使陽春一布萬物敷榮易老於飲食傷者立枳朮丸一補一攻不敢速化但使胃強不復傷耳此皆炎黃之忠藎後進之標的也羅謙甫更發其旨謂脾虛少食弗可尅伐補之自然能食是則更有發爲若夫少火實爲生氣之元故中央之土虛者則有補母之論存焉許學士云腎虛不能化食譬如釜中水穀下無火力何能熟耶嚴用和云房勞過度眞陽衰弱不能上蒸脾土中州不運以致飲食不消脹滿痞塞須補腎腎氣若壯丹由火盛上蒸脾土土溫自治矣合而觀之東垣謙甫以補土立

言學士用和以助火垂訓土強則出納自如火強則轉輸不息火爲土母虛則補其母治病之常經也世俗一遇脾胃虛滯便投麴蘗查芽香砂朴根甚而黃連山梔以爲脾胃良方不知此皆實則瀉子之法因脾胃有積聚實火元氣未衰邪氣方張用破氣之劑以瀉肺金土氣之藏也若虛而伐之則愈虛虛而寒之且遏絕眞火生化之源矣有不敗其氣而絕其穀乎最可異者以參芪爲滯悶之品畏之不啻砒毒獨不聞經云虛者補之勞者溫之乎又不聞東垣云降胃之氣實在則積實黃連瀉之虛則白朮陳皮補之乎又不聞丹溪云實火可瀉芩連之屬虛火可補參耆之屬乎且飲食初傷壅成濕熱元氣未敗黃連查麴暫其宜也但土喜煖而惡寒過劑則脾陽愈弱而轉化愈難矣至若病稍日久元氣必虛陽氣不充陰寒爲祟反服黃連無異於入井而反下石耳經曰飲食勞倦損傷脾胃始受熱中末受寒中則始宜清熱終宜溫養燥然有辨豈無先後次第乎夫聖人治未病不治已病飲食勞倦既足以傷生攸養生家尤亟於養氣行欲徐而穩言欲定而恭坐欲端而直聲欲低而和常於動中習靜使此身常在太和元氣之中自有期頤之壽長生秘典曰內勞神明外勞形質俱足夭折惟房勞較甚爲其形與神交用精與氣均傷也又曰久立久坐久行久臥皆能傷人元氣勝穀氣其人瘦而壽穀氣勝元氣其人肥而夭賢說云飲食到胃俱以溫和爲妙不問冷物熱物但細嚼緩嚥自能溫矣秘典

食飽之後解帶摸腹伸腰徐行作噴以通其秘用呵以去其滯令飲食下行方可就坐飽坐發痔曲腰而坐便成中滿醉後勿飲冷飽餘勿便臥食後勿怒怒後勿食冷熱之物不宜互食尊生編云飲以養陽食以養陰食宜常少亦勿令虛不飢強食不渴強飲則脾勞發脹朝勿令飢夜勿令飽淡食則多補五辛善助火此調理脾虛之要法也語云修養不如節勞服藥不如忌口斯言雖鄙頗切理要誠能如此調攝則土強而臟腑俱安後天之根本不損營衛中和長有壽命矣

▲脾胃勝衰論

胃中元氣盛則能食而不傷過時而不飢脾胃俱實則能食而肥脾胃俱虛則不能食而瘦或少食而肥雖肥而四肢不舉蓋脾實而邪氣盛也又有善食而瘦者胃伏火邪於氣分則能食脾虛則肌肉削即食亦也叔和云多食亦肌虛此之謂也夫飲食不節則胃病胃病則氣短精神少而生大熱有時而顯火上行當燎其面黃帝鍼經云面熱者足陽明病胃既病則脾無所禀受故亦從而病也形體勞役則脾病脾病則怠惰嗜臥四肢不收大便泄瀉脾既病則胃不能獨行津液故亦從而病焉大抵脾胃虛弱陽氣不能生長是春夏之令不行五臟之氣不生脾病則下流乘腎土尅水則骨乏無力是爲骨痿令人骨髓空虛足不能履地是陰氣重疊爲

陰盛陽虛之証大法云汗之則愈下之則死宜用辛甘之藥滋胃當升當浮使生長之氣旺其言汗者非正發汗也爲助陽也夫胃病則脉緩脾病則脉遲且其人當臍有動氣按之牢若痛若火乘土位其脉洪緩更有身熱之證此陽氣衰弱不能生發不當於五臟中求其邪氣但當從藏氣法時論中升降浮沉補瀉法用藥耳如脉緩弱怠惰嗜臥四肢不收或大便泄瀉此爲濕勝從平胃散若脉弦氣弱自汗四肢發熱或大便泄瀉或皮毛枯槁髮脫落從黃耆建中湯脉虛而血弱於四物湯中摘一味或二味以本顯證中加之或眞氣虛弱及氣短脉弱從四君子湯或渴或小便閉澁赤黃多少從五苓散去桂摘一二味加正藥中以上五藥當於本證中隨所兼見証加減予平昔調理脾胃虛弱於此五藥中加減如五臟証中互顯一二証對証如藥無不驗者然終不能使人完復揆厥原因則以法雖依証執方療病而素問之法度尚不能依也間嘗檢討素問難經及黃帝鍼經曾謂脾胃不足之源乃陽氣不足陰氣有餘當從六氣不足升降浮沉法隨証用藥治之蓋以脾胃不足不同餘臟無定體故也其治心肝肺腎有餘不足或補或瀉可也惟益脾胃之藥爲難耳經言至而不至是爲不及所勝妄行所生受病所不勝乘之也至而不至者謂從後來者爲虛邪心與小腸來乘脾胃也經云虛則補其母當於心與小腸中以補脾胃之根蒂以甘溫之藥爲之主以甘寒之藥爲之使以酸味爲之臣佐蓋

心苦緩急食酸以收之。心火旺，則肺金受邪，當以甘溫及甘寒之劑於脾胃中瀉心火之亢盛，是治其本也。所勝妄行者，言心火旺能令母實，母者肝木也，肝木旺則挾火勢無所畏懼而妄行也。妄行則脾胃先受之，或身體沉重，走注疼痛，蓋濕熱相搏而風熱鬱而不得伸附著于有形也。或多怒者，風熱下陷也。或目病而生內障者，脾藏血，胃主血，心主脈，脈者血之府也。或云心主血，又云肝主血，肝之竅開於目也。或妄見妄聞，心妄夜夢亡人，四肢滿閉轉筋，皆肝木大盛而爲邪也。或生痿，或生痺，或生厥，或中風，或生惡瘡，或作腎痿，或爲上熱下寒，爲邪不一，皆風熱不得升長而木火遏於有形中也。所生受病者，言肺受土火木之邪而清肅之氣傷，或胸滿少氣短氣者，肺主諸氣，五臟之氣皆不足而陽道不行也。或咳嗽寒熱者，濕熱乘其內也。所不勝乘之者，水乘木之妄行而反來侮土，故腎入心爲汗，入肝爲泣，入脾爲涎，入肺爲痰爲嗽爲涕爲嚏爲水出鼻也。一說下元土盛剋水，致督任衝三脉盛，火旺煎熬，令水沸騰而乘脾肺，故痰涎唾出於口也。下行爲陰汗，爲外腎冷，爲足不任身，爲脚下隱痛，或水附木勢而上爲眼澁爲眵爲冷淚，此皆由肺金之虛而寡于畏也。夫脾胃不足，皆爲血病，是陽氣不足，陰氣有餘，故九竅不通。諸陽氣根於陰血中，陰血受火邪則陰盛，陰盛則上乘陽分，而陽道不行，無生發升騰之氣也。夫陽氣走空竅者也，陰氣附形者也，如陰氣附於上，陽氣升於天，則各安其分經云食入於胃散精於肝淫氣於筋食入於胃濁氣歸心淫精於脈脈氣流經經氣歸於肺肺朝百脈輸精於皮毛毛脈合精行氣於腑且飲食入胃先行陽道而陽氣升浮也浮者陽氣散滿皮毛升者塞充頭項則九竅通利也若飲食不節損其胃氣不能尅化散於肝歸於心溢於肺食入則昏冒欲睡得臥則食在一邊氣暫得舒是知升發之氣不行者此也經云飲入於胃游溢精氣上輸於脾脾氣散精上歸於肺病人飲入胃遽覺至臍下便欲小便由精氣不輸於脾不歸於肺則心火上攻使口燥咽乾是陰氣太盛其理甚易知也況脾胃病則當臍有動氣按之牢若痛有是者乃脾胃虛無是則非也亦可以明辨矣

◎運氣論

運氣有太過有不及太過者四時之氣先天時而至不及者四時之氣後天時而至此運氣之變化而人應之也故曰人隨運氣陰陽之盛衰爲盛衰理之自然也經曰不知年之所加氣之盛衰虛實之起不可以爲工雖然運氣之理亦不可泥人有內外兩因隨時感觸雖當太過之運亦有不足之時不及之運亦有多餘之患倘專泥運氣能無實實虛虛損不足而益有餘之患乎況歲氣亦有反常之時故冬有非時之溫夏有非時之寒春有非時之燥秋有非時之煖所謂春行秋令秋行春令夏行冬令冬行夏令者是也犯之者必得病卑下之地春氣常行高

阜之境冬氣常在西北多風東南多濕百里之內晴雨不同千里之外寒暄各別方土不齊而病亦因之夫西北固厚安能人人皆實東南固薄安得人人皆虛且陽盛人耐秋冬而不耐春夏喜陰寒而惡陽暄陰盛人耐春夏而不耐秋冬喜晴明而惡陰雨此乃天氣變常地土不齊而人禀亦各異爲法外之道也所云必先歲氣者謂是年淫雨連綿人多病濕藥類用二朮苍寒以燥之佐以風藥風能勝濕此即必先歲氣之謂也所云毋伐天和者即春夏養陰秋冬養陽春不用桂枝夏不用附子秋不用半夏冬不用石膏此即毋伐天和之謂也然尚有舍時從症之時也所謂不明五運六氣雖檢遍方書何濟者正指後人不明五運六氣之所以然而誤於方册所載依而用之動輒成過則雖檢遍方書亦何益哉故宜知之者以明天氣歲氣立法之常也不可拘執者以處天氣歲氣法外之變也天有寒暄之不同人有盛衰之迥別詎可以干支司歲一定之數以定盛衰無窮之理哉

◎先哲病理學學說

▲徐大椿

七情所病謂之內傷六淫所侵謂之外感自內經難經以及唐宋諸書無不言之深切著明矣二者之病有病形同而病因異者亦有病因同而病形異者又有全乎外感全乎內傷者更有

內傷兼外感外感兼內傷者則因與病又互相出入參錯雜亂治法迥殊蓋內傷由於神志外感起於經絡輕重淺深先後緩急或分或合一或有誤爲害匪輕能熟於內經及仲景諸書細心體認則雖其病萬殊其中條理井然毫無疑似出入變化無有不效否則彷徨疑慮雜藥亂投全無法紀屢試不驗更無把握不咎己之審病不明反咎藥之治病不應如此死者醫殺之耳天下有同此一病而治此則效治彼則不效且不惟無效而反有大害者何也則以病同而人異也夫七情六淫之感不殊而受感之人各殊或氣體有强弱質性有陰陽生長有西北性情有剛柔筋骨有堅脆肢體有勞逸年力有老少奉養有膏粱藜藿之殊處境有憂勞和樂之別更加天時有寒暖之不同受病有深淺之各異一概施治則病情雖同而於人之氣體迥乎相反而利害亦因之相反矣故醫者必細審其人之種種不同而後輕重緩急大小先後之法隨之而定內經言之極詳即針灸及外科之治法亦然故凡治病者皆當如是審察也凡人之所苦謂之病所以致此病者謂之因如同一身熱也有風有寒有痰有食有陰虛火升有鬱怒憂思勞怯虫疰此謂之因知其因則不得專以寒凉治熱病矣蓋熱同而所以致熱者不同而藥亦迥異則一病而治法多端矣且也病又非止一症必有兼症雜乎其中如身熱而腹痛則腹痛又爲一症而腹痛之因又復不同有與身熱相合者有與身熱各別者如感寒而身熱其

腹亦因寒而痛此相合者也如身熱爲寒其腹痛又爲傷食則各別者也又必審其食爲何食應以何藥消之其立方之法必切中二者之病源而後定方則一藥而兩病俱安矣若不問其本病之何因及兼病之何因而徒曰某病以某方治之其偶中者則投之或愈再以治他人則不但不愈而反增病必自疑曰何以治彼效而治此不效並前此之何以愈亦不之知則倖中者甚少而誤治者甚多終身治病而終身不悟將見歷症愈多而愈惑矣

▲程鐘齡

或問曰醫道至繁何以得其要領而執簡而馭繁也余曰病不在人身之外而在人身之中子試靜坐內觀從頭面推想自胸至足從足跟推想自背至頭從皮肉推想內至筋骨臟腑則全書之目錄在其中矣凡病之來不過內傷外感與不內外傷三者而已內傷者氣病血病傷食以及喜怒憂思悲恐驚是也外感者風寒暑熱燥火是也不內外傷者跌打傷損五絕之類是也病有三因不外此矣至於變症百端不過寒熱虛實表裏陰陽八字盡之則變而非變矣論治法不過七方與十劑七方者大小緩急奇偶複十劑者宣通補瀉輕重滑濇燥濕也精乎此則投治得宜矣又外感之邪自外而入宜瀉不宜補內傷之邪自內而出宜補不宜瀉然而瀉之中有補補之中有瀉此皆治法之權衡也又有似症者如火似水水似火金似木木似金虛

似實實似虛不可以不辨明乎此則病無遁情矣學者讀書之餘閉目凝神時時將此數語細加領會自能一旦豁然融會貫通徹始徹終了無疑義以之司命奚愧焉

人身之病不離乎內傷外感而內傷外感中一十九字盡之矣如風寒暑濕燥火外感也喜怒憂思悲恐驚與夫陽虛陰虛傷食內傷也總計之共一十九字而千變萬化之病於以出焉然病即變化亦不外內傷外感二者而已所謂知其要者一言以蔽不知其要流散無窮必須提綱挈領然施救有方也

二　養生

◎古今異壽

黃帝問於岐伯曰余聞上古之人春秋皆度百歲而動作不衰今時之人年半百而動作皆衰者時世異耶人將失之耶岐伯曰上古之人其知道者法於陰陽和於術數飲食有節起居有常不妄作勞故能形與神俱而盡終其天年度百歲乃去今時之人不然也以酒爲漿以妄爲常不知持滿不時御神務快其心逆於生樂起居無節故半百而衰也

◎治身養性

抱朴子曰凡夫不知益之爲益又不知損之爲損損易知而速益難知而遲損之者如燈火之

消脂。莫之見也。而忽盡矣。益之者。如禾苗之播植。莫之覺也。而忽茂矣。故治身養性。務謹其細。不可以小益爲不足而不修。不可以小損爲無傷而不防。凡聚小所以就大。損一所以至億也。若能愛之於微。成之於著。則知道矣。

◎不傷爲本

抱朴子曰。養生以不傷爲本。才所不逮。而困思之。傷也。力所不勝。而强舉之。傷也。悲哀憔悴。傷也。喜怒過差。傷也。汲汲所欲。傷也。戚戚所患。傷也。久談多笑。傷也。寢息失時。傷也。沉醉嘔吐。傷也。飽食即臥。傷也。跳走喘急。傷也。歡呼哭泣。傷也。積傷至盡則早亡。是以養性之方。唾不及遠。行不疾步。耳不極聽。目不極視。坐不至久。臥不及疲。先寒而衣。先熱而解。不欲飢極而食。食不可過飽。不欲渴極而飲。飲不可過多。食多則結積聚。飲多則成痰癖。不欲甚勞甚逸。不欲起晚。不欲汗流。不欲多啖生冷。不欲飲酒當風。大寒大熱大風大霧。皆不欲冒之。五味入口。不欲偏多。凡言傷者。初不便覺。久則損壽。

三 病原

◎尊生救本論

經曰。精神內守。病安從來。又曰。邪之所湊。其正必虛。不治其虛。安問其餘。可見虛爲百病之由。

治虛爲去病之要。故風寒外感。表氣必虛。飲食內傷。中氣必弱。易感寒者。眞陽必虧。易傷熱者。眞陰必耗。正氣旺者。雖有强邪。亦不能感。感亦必輕。故多無病。病亦易愈。正氣弱者。雖即微邪。亦易感受。受則必重。故最多病。病亦難痊。治之者。明此標本輕重之道。以投顧主逐客之方。則重者輕。而輕者愈。要知精神內長於中。邪氣自解於外。精神耗散於內。即我身之津液氣血。無所主宰。皆可內起爲火爲痰而成邪。豈必待外因所致哉。倘不知此。徒知從表以發散。或從裏以剋削。現在已有之虛。不爲補救。未來無影之邪。妄肆祛除。有是病者。病受何妨。無是病者。正氣益弱。以致精神疲憊。性命瀕危。若不急爲猛省。峻加挽救之功。何以續一息於垂絕乎。俗醫以虛極不可大補。些小調益。何異深沉海底。輕舒一臂之力。以望援溺之功哉。況有復加峻削寒涼者。更似入井而反下石耳。且諸病不論虛實。未有不發熱者。然此熱非從外來。即我所仗生生之少火。有所激而成壯火爲壯熱也。猶人之生。原禀和平之性。有所感觸而爲惱怒不平之氣。如物之不得其平則鳴。鳴之者即是物也。調之者和其物則寧。非必去是物也。壯火者、少火受傷發洩之時也。惱怒者和性受傷乖變之候也。不爲調之益之。反爲攻之逐之。虛虛之禍。勢不旋踵。夫壯火即爲少火之變態。少火非火。乃丹田生生眞元之陽氣。一呼一吸賴以有生。故此火也氣也。爲無形而有神有情。兩爲生身之至寶。是眞陽之宗也。元氣之本也。化生之源也長生之基也命門坎宮是其宅也蒸腐水穀化生精華得其平則安其位萬象泰然生生不已失其平則離其位而爲壯火反爲元氣之賊浮游乎三焦蒸爍乎臟腑炮熾乎肌肉而爲病矣不治此火何以去病然欲滅此火更何以得生祇有因所因以調之安之從之撫之以平爲已若是者火不滅而安全無恙病既退而元氣無傷則火原爲我用之至寶矣若惡其熱而欲直滅其火非滅火也是猶滅氣也魚一刻無水即死人一刻無氣即亡氣可滅乎況以有形無情之藥妄攻有情無形之氣欲不受傷其可得乎縱有禀受壯盛之病人或由寒涼折之而愈者然病愈之後勢必眞氣漸衰精神不長此無他以元氣剝削太甚故也古人治病重於求本故令人益壽延年今人不察其源徒從膚見以寒治熱以熱治寒陰陽眞假之象從治正治之宜顧本窮源之要置之不問遂使近害遠害日見其多烏乎可世之求學者可不潛心默會其旨乎

●諸病求源論

人之有生初生兩腎漸及臟腑五臟內備各得其職五象外布而成五官爲筋爲骨爲肌肉皮毛而形骸備然究其源皆此一點精氣神遞變而凝成之也猶之混沌未分純一水也水之凝成處爲土爲石爲金皆此一氣化源故水爲萬物之原土爲萬物之母然無陽則陰無以生故

生人之本火在水之先也無陰則陽無以化故生人之本水濟火之交也經所謂陽生陰長而火更爲萬物之父者此耳是以維持一身長養百骸者臟腑之精氣主之充足臟腑固注元氣者兩腎主之其爲兩腎之用生生不竭者惟此眞陰眞陽二氣而已二氣充足其人多壽二氣衰弱其人多夭二氣和平其人無病二氣偏勝其人多病二氣絕滅其人則死可見眞陰眞陽者所以爲先天之本後天之命兩腎之根疾病安危皆在乎此學者僅知外襲而不知乘乎內虛僅知治邪而不知調其本氣僅知本氣而不知究其臟腑僅知臟腑而不知根乎兩腎即知兩腎而不知由乎二氣是尚未知求本者也何况僅以軀殼爲事頭痛救頭脚痛救脚而不知頭脚之根在於臟腑何以掌司命之任而體好生之道歟直猶緣木求魚者也故先哲曰見痰休治痰見血休治血無汗不發汗有熱莫攻熱喘生毋耗氣精遺勿濇泄明得個中趣方是醫中傑眞求本之謂也

◎乙癸同源論　（一名腎肝同治）

乙屬木屬肝癸屬水屬腎眞陰衰而腎水涸不能養肝則有各種肝病腎水充足則各種肝病自除因肝腎之關係最切故曰乙癸同源肝無虛不可補補腎即所以補肝腎無實不可瀉瀉肝即所以瀉腎故曰腎肝同治肝喜怒怒則氣上而居七情之升在天爲風風則氣鼓而爲百

病之長怒而補之將逆而有壅絕之憂風而補之將滿而有脹悶之患矣腎善恐恐則氣下而居七情之降在天爲寒寒則氣慘而爲萬象之衰恐而瀉之將怯而有顛仆之虞寒而瀉之將空而有涸竭之害矣然肝既無虛而又言補肝者肝氣不可犯而肝血自當養也血不足者則濡之腎既無實而又言瀉腎者腎陰不可虧而腎氣不可亢也氣有餘者則伐之總之相火易上身中所苦瀉肝火所以降氣補腎水所以制火氣即火火即氣同物而異名也故養血和肝使火不上炎則心氣和平而百骸皆理矣

◎巢氏病源提要

▲時氣候

時行病者是春時應暖而反寒夏時應熱而反冷秋時應涼而反熱冬時應寒而反溫非其時而有其氣是以一歲之中病無長少率相似者此則時行之氣也從春分後其中無暴寒不冰雪而人有壯熱爲病者此則屬春時陽氣發於冬時伏寒變爲溫病也從春分以後至秋分節前天有暴寒者皆爲時行寒疫也一名時行傷寒此是節候有寒傷於人非觸冒之過也若三月四月有暴寒其時陽氣尚弱爲寒所折病熱猶小五月六月陽氣已盛爲寒所折病熱則重七月八月陽氣已衰爲寒所折病熱亦小其病溫與暑病相似但治之有殊耳

▲溫病候

經言春氣溫和夏氣暑熱秋氣淸凉冬氣冰寒此四時正氣之序也冬時嚴寒萬類深藏君子固密則不傷於寒觸冒之者乃爲傷耳其傷於四時之氣皆能爲病而以傷寒爲毒者以其最爲殺厲之氣也卽病者爲傷寒不卽病者爲寒毒藏於肌骨中至春變爲溫病是以辛苦之人春夏必有溫病者皆由於冬時觸冒之所致也凡病傷寒而成溫者先夏至日爲病溫後夏至日爲病暑至冬復有非節之暖名爲冬溫與傷寒大異也

▲傷寒候

傷寒病者起自風寒入於腠理與精氣交爭榮衛否隔周行不通病一日至二日氣在孔竅皮膚之間故病者頭痛惡寒腰背強重此邪氣在表洗浴發汗卽愈病三日以上氣浮在上部胸心塡塞故頭痛胸中滿悶當吐之則愈病五日以上氣深結在藏故腹脹身重骨節煩疼當下之則愈

▲霍亂候

霍亂者由人溫凉不調陰陽淸濁二氣有相干亂之時其亂在於腸胃之間者因遇飲食而變發則心腹絞痛其有先心痛者則先吐先腹痛者則先利心腹並痛者則吐利俱發挾風而實

者身發熱頭疼體痛而復吐利虛者但吐利心腹刺痛而已亦有飲酒食肉腥膾生冷過度者因居處不節或露臥濕地或當風取涼而風冷之氣歸於三焦傳於脾胃脾胃得冷則不磨不磨則水穀不消化亦令清濁二氣相干脾胃虛弱則吐利水穀不消則心腹脹滿皆成霍亂霍亂有三名一曰胃反言其胃虛逆反吐飲食也二曰霍亂言其病揮霍之間便致悶亂也三曰走哺言其哺食變逆者也

▲痎瘧候

夫痎瘧者夏傷於暑也其病秋則寒甚冬則寒輕春則惡風夏則多汗然均蓄作有時以瘧之始發先起於毫末欠伸乃作寒慄鼓頷腰脊痛寒去則外內皆熱頭痛而渴欲飲此陰陽上下交爭虛實更作陰陽相移也陽并於陰則陰實陽虛陽明虛則寒慄鼓頷巨陽虛則腰背頭項痛三陽俱虛陰氣勝勝則骨寒而痛寒生於內故中外皆寒陽盛則外熱陰盛則內熱內外皆熱則喘而渴欲飲此得之夏傷於暑熱氣盛藏之於皮膚之間腸胃之外至秋遇風或因浴乃得之風氣或水氣舍於皮膚之內與衛氣並居衛氣者晝日行陽此氣得陽而外出得陰而內薄是以日作其間日而作者謂其氣之舍深內薄於陰陽氣獨發陰邪內著陰與陽爭不得出是以間日而作

▲癲狂候

癲者。卒發仆地。口吐涎沫。口喎目急。手足繚戾。無所覺知。良久乃甦。狂者。或言語倒錯。或自高賢。或罵詈不避親疏。亦有自定之時。皆由血氣虛受風邪所爲。人稟陰陽之氣而生。風邪入幷於陰。則爲癲。入幷於陽。則爲狂。陰之與陽。皆有虛有實。隨其虛時。爲邪所幷。則發。故發癲。又發狂。又在胎之時。其母卒然大驚。動精氣幷居。亦令子發癲。此則小兒而發癲者。非關長大成人。因血氣虛損受風邪而成也。又有五癲。一曰陽癲。二曰陰癲。三曰風癲。四曰濕癲。五曰勞癲。此蓋隨其所感之由而立名。又有牛馬猪鷄狗之癲。皆死其癲發之時。聲形狀似於牛馬等。故以爲名也。

▲黃病候

黃病者。一身盡疼。發熱。面色洞黃。七八日後。壯熱。口裏有血。當下之。發如豚肝狀。其人少腹內急。若其人眼睛澀疼。鼻骨疼。兩髆及項強。腰背急。卽是患黃。多大便澀。但令得小便快。卽不慮死。不用大便多。多卽心腹脹。此由寒濕在表。則熱蓄於脾胃。腠理不開。濕熱與宿穀相搏。煩鬱不得消。則大小便不通。故身體面目。皆變黃色。

▲痰飲候

痰飲者由氣脈閉塞津液不通水飲停在胸腑結而成痰又其人素盛今瘦水走腸間漉漉有聲謂之痰飲其病胸脅脹滿水穀不消結在腹內兩肋水入腸胃動作有聲體重多唾短氣好眠胸背痛甚則上氣欬逆短氣不能臥其形如腫是也脈偏弦爲痰浮而滑爲飲

▲吐血候

夫吐血者皆由大虛損及飲酒勞損所致也肺者五藏上蓋也心肝又皆主血上焦有邪則傷諸藏藏傷血下入於胃胃得血則悶滿氣逆氣逆故吐血也但吐血有三種一曰內衂二曰肺疽三曰傷胃內衂者出血如鼻衂但不從鼻孔出是近心肺間津出還流入胃內或如豆汁或如衂血凝停胃表因即滿悶便吐或數升乃至一斛是也肺疽者是飲酒之後毒滿便吐有一合二合或半升一升是也傷胃者是飲酒大飽之後胃內冷不能消化則便煩悶强嘔吐之所食之物與氣上衝因傷損胃口便吐血色鮮正赤是也凡吐血之後體恒奄奄然心裏煩躁悶亂紛紛顛倒不安

▲上氣候

百病皆生於氣故怒則氣上喜則氣緩悲則氣消恐則氣下寒則氣收炅熱則腠理開而氣泄憂則氣亂勞則氣耗思則氣結九氣不同怒則氣逆甚則嘔血及食而氣逆上喜則氣和榮衛

通利故氣緩悲則心系急肺葉舉使上焦不通榮衛不散熱氣在內故氣消恐則精卻精卻則上焦閉閉則氣還還則下焦脹故氣不行寒則經絡凝故氣收聚熱則腠理開竅榮衛通故汗大泄憂則心無所寄神無所歸慮無所定故氣亂勞則喘且汗故氣耗思則身心有所止氣留不行故氣結

▲虛勞候

虛勞者五勞六極七傷是也五勞者一曰志勞二曰思勞三曰心勞四曰憂勞五曰瘦勞又肺勞者短氣而面腫鼻不聞香臭肝勞者面目乾黑口苦精神不守恐畏不能獨臥目視不明心勞者忽忽喜忘大便苦難或時鴨溏口內生瘡脾勞者舌本苦直不得咽唾腎勞者背難俛仰小便不利色赤黃而有餘瀝莖內痛陰濕囊生瘡小腹滿急六極者一曰氣極令人內虛五藏不足邪氣多正氣少不欲言二曰血極令人無顏色眉髮墮落忽忽喜忘三曰筋極令人數轉筋十指爪甲皆痛苦倦不能久立四曰骨極令人痠削齒苦痛手足煩疼不可以立不欲行動五曰肌極令人羸瘦無潤澤飲食不生肌膚六曰精極令人少氣內虛五藏氣不足髮毛落悲傷喜忘七傷者一曰大飽傷脾脾傷善噫欲臥面黃二曰大怒傷肝肝傷少血目闇三曰強力舉重久坐濕地傷腎腎傷少精腰背痛厥逆下冷四曰形寒寒飲傷肺肺傷少氣欬嗽鼻鳴五

曰憂愁思慮傷心心傷苦驚喜忘善怒六曰風雨寒暑傷形形傷髮膚枯夭七曰大恐懼不節傷志志傷恍惚不樂男子平人脈大爲勞極虛亦爲勞男子勞之爲病其脈浮大手足煩春夏劇秋冬差陰寒精自出

▲水腫候

腎者主水脾胃俱主土土性剋水脾與胃合相爲表裏胃爲水穀之海今胃虛不能傳化水氣使水氣滲溢經絡浸漬府藏脾得水濕之氣則病脾病則不能制水故水氣獨歸於腎三焦不瀉經脉閉塞故水氣溢於皮膚而令腫也其狀目窠上微腫如新臥起之狀頸脈動時咳股間冷以手按腫處隨手而起如物裹水之狀口苦舌乾不得正偃偃則欬清水不得臥臥則驚驚則欬甚小便黃澀是也水病有五不可治一脣黑傷肝二缺盆平傷心三臍出傷脾四足下平滿傷腎五背平傷肺凡此五傷必不可治

▲九蟲候

九虫者一曰伏虫長四分二曰蚘虫長一尺三曰白虫長一寸四曰肉虫狀如爛杏五曰肺虫狀如蠶六曰胃虫狀如蝦蟆七曰弱虫狀如瓜瓣八曰赤虫狀如生肉九曰蟯虫至微細形如菜虫伏虫者羣虫之主也蚘虫貫心則殺人白虫相生子孫轉大長至四五尺亦能殺人肉虫

令人煩滿肺虫令人咳嗽胃虫令人嘔逆吐喜噦弱虫又名膈虫令人多唾赤虫令人腸鳴蟯虫居胴腸多則爲痔極則爲癩並生諸癰疽癬瘻瘑疥齲虫等謂人亦不必盡有有亦不必盡多或偏無者此諸虫依腸胃之間若府藏氣實則不爲害若虛則能侵蝕隨其虫之動而能變成諸患也

▲濕䘌候

濕䘌病由脾胃虛弱爲水濕所乘腹內虫動侵食成䘌也多因下痢不止或時病後客熱結腹內所爲其狀不能飲食忽忽喜睡綿綿微熱骨節沈重齒無色舌上盡白細瘡如粟若上唇生瘡是虫食五藏則心煩懊若下唇生瘡是虫食下部則肛門爛開甚者府藏皆被食齒下上齗悉生瘡齒色紫黑利血而濕由水氣也脾與胃合俱象土胃爲水穀之海脾氣磨而消之水穀之精化爲血氣以養府藏若脾胃和則土氣強盛水溼不能侵之脾胃虛弱則土氣衰微或受於冷作傷於熱使水穀不消化糟粕不儐實則成下利翻爲水濕所傷若時病之後腸胃虛熱皆令九虫因虛動作侵食五藏上出脤口下至肛門胃虛氣逆則變嘔噦虫食府藏傷敗利出瘀血如此者死蓋因脾胃虛微土氣衰弱爲水濕所侵虫動成䘌故名濕䘌也

▲諸淋候

諸淋者由腎虛而膀胱熱故也膀胱與腎爲表裏俱主水水入小腸下於胞行於陰爲溲便也腎氣通於陰津液下流之道也若飲食不節喜怒不時虛實不調則府藏不和致腎虛而膀胱熱也膀胱者津液之府熱則津液內溢而流於睪水道不通水不上不下停積於胞腎虛則小便數膀胱熱則水下澀數而且澀則淋瀝不宣故謂之淋其狀小便出少而數小腹弦急痛引於臍

四　別症

◎別症論

治病之道工者知其難必研究虛實之變幻寒熱眞假之不齊庸者反以爲易蓋不知虛虛實實之利害陰陽造化之深微不過因症下藥一時偶中而已夫人之病情千端萬緒寧能一一盡屬諸簡編即載籍極博尤必賴乎靈敏丹溪曰醫者臨機應變如對敵之將操舟之工偶一不愼貽誤無窮潔古云運氣不齊古今易轍舊方新病難相符合許學士云予讀仲景書守仲景法未嘗守仲景方乃爲仲景心也故醫術之要先尋大意大意既曉則條分縷析脉症分明內經曰知其要者一言而終不知其要流散無窮歷觀名論皆以別症爲先嗟嘆別症甚非易也脉有需同症有疑似水火亢制陰陽相類太實有羸狀誤補益疾至虛有盛勢反瀉含冤陰

症似乎陽淸之必斃陽症似乎陰溫之轉傷蓋積聚在中實也甚則嘿嘿不欲語肢體不欲動或眩暈眼花或泄瀉不時皆大實有羸狀正如食而過飽反倦怠嗜臥也脾胃損傷虛也甚則脹滿而食不得入氣不得舒便不得利皆至虛有盛候正如饑而過時反不思食也脾腎虛寒眞陰症也陰盛之極往往格陽面目紅赤口舌破裂手揚足擲語言錯妄有似乎陽正如嚴冬慘肅而水澤腹堅堅爲陽剛之象也邪熱未解眞陽症也陽盛之極往往發厥厥則口鼻無氣手足逆冷有似乎陰正如盛夏炎灼而林木流湉津爲陰柔之象也大抵症既不足憑當參之脉理脉又不足憑當取諸沉候久候彼假症之發現皆在表也故浮取脉而脉亦假焉眞症之隱伏皆在裏也故沉候脈而脈可辨耳且脈之實者終始不變脈之虛者乍大乍小如與人初交未得性情善惡之確必知交既久方能洞見善惡之眞適當乍大之時便以爲實適當乍小之時便以爲虛豈不誤甚必反覆久候則虛實之眞假判然矣然脉辨已眞猶未敢恃更察稟之厚薄症之久新醫之誤否合參其究自無遁情且臟之發也類於腑血之變也近於氣調氣者主陽而升調血者主陰而降差之毫厘失之千里獨不思人以生死寄我我豈可以輕試圖功彼禍人者無足論矣即偶中者詎可對衾影哉然難明者意難盡者言惟願有志仁壽者讀書之外而於起居嗜臥觸類旁通至於臨症即病機淺易必審症昭昭既標本彰明必小心翼

翼明矣慎矣必以精詳操獨斷之權毋以疑懼起因循之弊設有未確而闕疑務以脉候反覆參詳寧可多從本處用力要知醫爲司命功專去病而長生慎勿貪生而治病世之爲醫者可不三致意乎

五 論治

◎治法提綱

夫治病者當知標本以身論之外爲標內爲本六府屬陽爲標五藏屬陰爲本臟腑在內爲本十二經絡在外爲標以病論之人之元氣爲本病之邪氣爲標先受病機爲本後傳病症爲標治病必求其源而先治其本古聖之至論也急則治標緩則治本亦後哲之名言也夫病在於陰毋犯其陽病在於陽毋犯其陰犯之者是謂誅伐無過病之熱者當察其源火果實也苦寒鹹寒以折之若其虛也甘寒酸寒以攝之病之寒者亦察其源寒從外也辛熱辛溫以散之動於內也甘溫以益之辛熱辛溫以佐之經曰五臟者藏精氣而不瀉也故曰滿而不能實是有補而無瀉者此其常也臟偶受邪則瀉其邪邪盡即止是瀉其邪非瀉臟也臟不受邪毋輕犯也世謂肝無補法謬也六腑傳導化物糟粕者也故曰實而不能滿邪客之而爲病乃可攻也中病乃已毋盡劑也病在於經則治其經病流於絡則及其絡經直絡橫相維捕也病從氣分

則治其氣虛者溫之實者調之病從血分則治其血虛則補肝補脾實則爲熱爲瘀熱者清之瘀者行之因氣病而及血者先治其氣因血病而及氣者先治其血因證互異宜精别之病在於表毋攻其裏病在於裏毋虛其表邪之所在必從而攻之受邪爲本現病爲標如腹脹由於濕者當利水除濕則脹自止是標急於本也當先治其標若因脾虛漸成脹滿夜劇晝靜病屬於陰當補脾陰夜靜晝劇病屬於陽當益脾氣是病從本生本急於標也當先治其本舉二爲例餘可類推矣病屬於虛宜治以緩虛者精氣奪也若屬沈痼亦必從緩治虛無速法亦無巧法蓋巳沈痼凡欲施治宜有次第如家貧年久室內空虛欲求充裕非旦夕間事也病屬於實宜治以急實者邪氣勝也邪不速逐則爲害滋甚故治實無遲法且有巧法如寇盜在家宜開門急逐盜去則家安此病機緩急一定之法也故新病者陰陽相乖補偏救弊宜用之偏久病者陰陽漸虧扶元養正宜用其平若久病誤以重藥投之徒增其竭絕耳至如藥性之溫者於時爲春所以生萬物者也藥性之熱者於時爲夏所以長萬物者也藥性之涼者於時爲秋所以肅萬物者也藥性之寒者於時爲冬所以殺萬物者也夫元氣不足者須以甘溫之劑補之如陽春一至生機勃勃也元氣不足而至於過極者所謂大虛必挾寒須以辛熱之劑補之如時際炎蒸生氣暢遂也熱氣有餘者須以甘涼之劑清之如涼秋一至溽燔如失也邪氣盛滿

而至於過極者所謂高者抑之須以苦寒之劑瀉之如時值隆冬陽氣潛藏也故凡溫熱之劑均爲補虛寒凉之劑均爲瀉實元氣旣虛已無春夏生長之機僅有秋冬肅殺之氣虛之旣久不免於熱倘不詳察虛實便以寒凉之劑投之是病方肅殺而醫復肅殺之其能活人乎陽爲發育之首陽密則陰亦固是所重在陽也經曰陽氣者若天與日失其所則折壽而不彰古聖哲莫不喜陽卽丹溪主補陰亦云實火可瀉芩連之屬虛火可補參耆之屬今人但知有火而不分虛實喜用寒凉者是欲使斯民折壽而不彰耶

◎化源論

夫不取化源而逐病求療者猶草木將萎枝葉踡攣不知固其根蒂灌其本源而但潤其枝葉雖欲不槁焉可得耶經曰資其化源又曰治病必求其本垂訓諄諄昭如日月無非專重源本耳苟舍本從標不惟不勝治終亦不可治故曰識標只取其本治千人無一損如脾土虛者溫煖以益火之源肝木虛者濡潤以壯水之主肺金虛者甘緩以培土之基心火虛者酸收以滋木之宰腎水虛者辛潤以保金之宗此治虛之本也木欲實金當平之火欲實水當平之土欲實木當平之金欲實火當平之水欲實土當平之此治實之本也金爲火制瀉心在保肺之先木受金殘平肺在補肝之先土受木賊瀉肝在生脾之先水受土乘清脾在滋腎之先火承水

制抑腎在養心之先此治邪之本也金太過則木不勝而金亦虛火來爲母復讎木太過則土不勝而木亦虛金來爲母復讐水太過則火不勝而水亦虛土來爲母復讎火太過則金不勝而火亦虛水來爲母復讐此皆亢而承制法當平其所復扶其不勝無翼其勝無贊其復此治復之本也至於陰陽生尅虛實眞假意會無窮言之不盡即六淫易著然受風也兼寒當從溫散兼熱當從辛涼受寒也獨寒當從溫補兼濕當從溫滲中暑當從清解傷暑當兼益氣病濕也外受當從發散內生當從燥滲濕寒則溫散濕熱則清利燥本枯槁之象大半火爍金水受傷然亦有陰寒太過津液收藏猶肅殺凛冽之後陽和之水皆成堅冰燥裂矣火之原原在水中然變而爲壯火也則與元氣勢不兩立故有火者必元氣傷者半陰水虧者半正治益熾從治乃息即曰驟受外邪可以暫行清利然六淫皆爲客氣未有不乘內傷者也傷多傷少孰實孰虛標本既明輕重乃別斯無誤矣醫司人命可不愼歟

◎治病用藥法

靈樞曰人之血氣精神者所以奉生而周於性命者也經脉者所以行血氣而營陰陽濡筋骨利關節者也衛氣者所以溫分肉充皮膚肥腠理司開闔者也志意者所以御精神收魂魄適寒溫和喜怒者也是故血和則經脈流行營覆陰陽筋骨勁絕關節清利矣衛氣和則分肉解

利皮膚調柔腠理緻密矣志意和則精神專直魂魄不散悔怒不起五藏不受邪矣寒溫和則六府化穀風痺不作經脈通利肢節得安矣故虛實者諸病之根本也補瀉治療之綱紀也經曰邪之所湊其氣必虛凡言虛者精氣奪也凡言實者邪氣勝也是故虛則受邪邪客爲實經曰邪氣盛則實精氣奪則虛者此耳倘邪重於本則以瀉爲補是瀉中有補也本重於邪則以補爲瀉是補中有瀉也且升降者病機之要括也升爲春氣爲風化爲木象故升有散之之義降爲秋氣爲燥化爲金象故降有斂之之義如飲食勞倦則陽氣下陷宜升陽益氣瀉利不止宜升陽益胃鬱火內伏宜升陽散火因濕洞泄宜升陽除濕此升之之類也如陰虛則水不足以制火火盛則發而炎上其爲證也欬嗽多痰吐血鼻衄頭疼齒痛口苦舌乾骨蒸寒熱是爲上熱下虛之候宜用麥冬貝母枇杷葉白芍藥牛膝五味子之屬以降氣氣降則火自降而氣自歸元更有益之以滋水添精之藥以救其本則諸證自瘳此降之之類也更有塞因塞用者如脾虛中焦作脹腎虛氣不歸源以致上焦逆滿用人參之甘以補元氣五味子之酸以收虛氣則脾得健運而脹自消腎得歛藏而氣自歸上焦清泰而逆滿自平矣通因通用者如傷寒挾熱下利或中有燥糞必用調胃承氣湯下之乃安傷暑滯下不休得六一散淸熱除積乃愈然治寒以熱治熱以寒此正治也如熱病而反用熱攻寒病而反用凉劑乃從治也蓋聲不同

不相應氣不同不相合大寒大熱之病必能與異氣相拒善治者乃反其佐以同其氣復令寒熱參合使之始同終異如熱在下而上有寒邪拒格則寒藥中入熱藥爲佐內經曰若調寒熱之逆冷熱必行則熱藥冷服下膈之後冷體既消熱性隨發寒在下而上有浮火拒格則熱藥中入寒藥爲佐下膈之後熱氣既散寒性隨發不違情而致大益病氣隨愈嘔煩皆除所謂寒因熱用熱因寒用使同聲易於相應同氣易於相合而無拒格之患經曰必先其所主而伏其所因譬之人火可以濕伏可以水滅病之小者似之其大者則若龍雷之火逢濕則熾見水益熾太陽一照火即自息此至理也用熱遠熱者是病本於寒法應熱治然所投熱劑僅使中病毋令過爲過則反生熱病矣用寒遠寒者是病本於熱法應寒治然所投寒劑僅使中病毋令過爲過則反生寒病矣故益陰宜遠苦寒以傷胃益陽宜遠辛散以泄氣祛風勿過燥清暑毋輕下產後忌寒涼帶下忌飲澀此定法也夫天地四時之氣行乎六合之間人處氣交之中亦必因之而感春氣生而升夏氣長而散長夏之氣化而軟秋氣收而斂冬氣藏而沉人身之氣自然相通生者順之長者敷之化者助之收者肅之藏者固之此藥之順乎天者也春溫夏熱元氣外泄陰精不足藥宜養陰秋涼冬寒陽氣潛藏勿輕開通藥宜養陽此藥之因時制用補不足以和其氣者也味者合本從標春用辛涼以伐肝夏用鹹寒以抑火秋用苦溫以泄金冬

用辛熱以涸水謂之時藥殊失內經逆順之理夏月伏陰冬月伏陽推之可知矣然而一氣之中始同終異一日之內寒燠迥殊且有乖戾變常之時大暑之候而得寒證大寒之候而得熱證證重於時則舍時從證時重於證則舍證從時六氣太過爲六淫六淫致疾爲客病以其天之氣從外而入也七情動中爲主病以其人之氣從內而起也此用藥權衡主治之大法萬世遵守之常經雖聖哲復起莫可變更也然有性稟偏陰偏陽又當從法外之治假如性偏陰虛雖當隆冬陰精虧竭水既不足不能制火陽無所依外洩爲熱或反汗出藥宜滋陰設從時令誤用辛溫勢必立斃假如性偏陽虛雖當盛夏陽氣不足不能外衛其表表虛不任風寒灑淅戰慄思得熱食及御重裘是雖天令之熱亦不足以敵眞陽之虛病屬虛寒藥宜溫補設從時令誤用苦寒亦必立斃故變通合宜之妙存乎其人且人稟天地陰陽之氣以有生而强弱莫外乎天地之運氣天地之初開也氣化濃密則受氣常絕及其久也氣化漸薄則受氣常弱故上古之人度百歲乃去今則七十爲古稀矣天地之風氣漸薄人之氣稟亦因之漸弱弱則血氣臟腑逐漸而衰而用藥亦逐漸而變萬不可執泥古法輕用峻利以古方治今病也況時當亂世囂競日深斲喪戕賊難解難遏於是元氣轉薄疾病叢生虛多實少臨症施治專防剋伐多事溫補痛戒寒涼抵當承氣日就減少補中歸脾日就增多此亂時治法之急務也（按此

係指明季亂時）設使病宜用熱亦當先之以溫病宜用寒亦當先之以淸縱有積滯宜消必須先養胃氣縱有邪氣宜祛必須隨時疎散不得過劑以損傷氣血氣血者人之所賴以生者也氣血充盈則百邪外禦病安從來氣血一虧則諸邪輻輳百病叢生世人之病十有九虛醫師之藥百無一補豈知用藥一誤則實者虛虛者死是死於藥而非死於病也且古人立方既有照膽之明識復盡活人之苦心有是病方下是藥分兩多而藥味寡譬如勁兵專走一路則足以破壘擒王矣後人既無前人之識見徒恃遊移兩可以應世分兩減而藥味多譬猶廣設攻治以庶幾於一遇嗟乎術雖疎而心更苦矣品類既繁攻治必雜病之輕者因循而愈病之重者豈能一得乎然藥雖有大力之品終屬草木之華必藉人之正氣爲倚附方能運行而獲效譬如中氣餒極雖投硝黃不能迅下也榮陰枯槁雖投羌麻不能得汗也元陽脫盡雖投熱藥不覺熱也眞陰耗極雖投寒藥不覺寒也正氣重傷雖投補藥不覺補也非醫者立見不移病人專心守一焉有日至功成之益哉

六　六淫

◎風

傷風雖病之小者然諺云不治卽成癆蓋由乎金水二臟不足陽氣不能衛之於外也經曰傷

陽在衛外而為固也陽氣司表邪客在門必運樞而外應故曰陽先受也

（素問風論）風氣存於皮膚之間內不得通外不得泄風者善行而數變腠理開則洒然寒閉則熱而悶其寒也則衰飲食其熱也則消肌肉使人怢慄而不能食名曰寒熱

於風者頭先受之故必頭痛又曰陽浮者熱自發陰發者汗自出故必發熱自汗然能肉腠閉拒雖有大風苛毒弗之能害經曰肉不堅腠理疏則善病風又曰虛邪賊風陽先受之蓋風者天之陽風傷於衛衛者人之陽以類相從也治法不可發散太過不可補益太早更當審的內因外因爲治外因者爲有餘秋冬與辛溫春夏與辛涼解肌表而從汗散內因者爲不足固其衛氣兼解風邪若專發表則重虛其虛要知邪之所湊其正必虛倘徒事疏解則已受之邪從此而去未來之邪何時而已耶若既發表之後而仍惡風自汗如故者此營衛俱[illegible]而氣血不充也當調營養衛爲主若謂邪猶未盡再加疏表虛虛之禍不可勝言如素有痰熱壅遏太陰陽明二經內有窠囊則風邪易於外束若爲之招引者然所謂風乘火勢火逞風威互相鼓煽者必外加辛涼以解其束內加清熱化痰以去其窠則表裏相牽爲患之害絕矣勿謂秋毫之小病可以輕忽視之若屢發漸變大痾由淺入深侵淫臟腑勢必氣血日衰金枯水涸百病皆牢變成癆瘵莫可療矣

◎寒

夫寒症或外受或內傷皆當時受病之名若稍久則鬱而成熱故經名傷寒爲病熱也然有終不能成熱者由其人陽氣素虛向已陰盛陽微今一感外寒微陽益損焉能有力變熱耶夫陰

証俗論必歸房勞又必歸傷寒而不及雜病且專責男子而不及婦人小兒殊爲可怪蓋陰証卽虛寒症亦卽亡陽症男女老幼雜病傷寒皆有之如產婦亡血及崩漏過多又如卒然大吐血不止與霍亂吐瀉無度或因汗吐下太過及爲寒涼藥所傷或暑月恣意追涼冬月忍饑勞倦爲寒所中凡此之類皆能令人元氣暴脫忽變爲手足厥冷體疲無氣脈微欲絕與房慾脫陽之症無纖毫異而治法總不外人參附子肉桂乾薑救之急則生緩則死同歸一轍胡可歧而爲二也能明乎此則陰症未嘗必犯於有慾之人及傷寒一症也總之陰陽調和則百病不生及其既病則陰陽不調可知矣偏之輕者其病亦輕用平和之藥以調之偏之甚者其病必篤苟非峻用偏寒偏熱之藥以救其偏何能有濟今人見病危篤藥益輕平勿任怨尤重惜名譽眞心救世者萬勿如此當寒即寒當熱即熱當攻卽攻當補即補倘逡巡退縮不寒不熱不補不攻如諺所謂不治病小損命者夫既不治病復不損命有是理乎

◎暑

經曰夏氣在經絡長夏氣在肌肉表實裏必虛氣熱則走泄又曰脉虛身熱得之傷暑然盛熱之氣着人有冒有傷有中三者有輕重之分虛實之辨若腹痛水泄者胃與大腸受之惡心者胃口有痰飲也此冒暑也可用黃連香薷飲爲主隨症加減可也若身熱頭痛躁亂不寧或身

中暑）因腎水素虧著氣鼓激其痰壅塞心包或疲勞於烈日之下暑邪內襲氣机得阻面垢悶倒昏不知人冷汗自出或吐或瀉或喘滿口渴宜先開其閉然後按暑病施治

李時珍曰暑有乘涼飲冷致陽氣爲陰邪所遏反中入內遂病頭痛發熱惡寒煩躁口渴吐瀉霍亂宜用香薷以發越陽氣散邪和脾則愈若飲食不節勞役作傷之人傷暑大熱大渴汗出如雨煩燥喘促或瀉或吐者乃內傷之症宜用清暑益氣湯或人參白虎湯以瀉火益元可也若用香薷是重虛其表而濟之熱也

如針刺者此熱傷在肉分爲傷暑當以白虎湯加柴胡如氣虚者加人參若咳嗽寒熱盜汗不止脈數者熱在肺經爲中暑此乃盛火乘金急治則可緩則難痊宜用天水散之類卻暑清肺或生脈飲加減主之東垣論暑症同冬月傷寒彼爲寒邪傷形此則暑熱傷氣若元氣虚甚有一時不救者與傷寒陰毒頃刻害人實同也

夏月天之陽氣浮於地表人之陽氣浮於肌表若爲盛暑所傷膚腠疎豁氣液爲汗發泄於外是表裏之氣俱虚矣不善攝生者暑熱傷於外生冷戕於中安能運化哉是以水穀停積而爲濕熱發爲嘔吐爲泄瀉甚則吐瀉俱作而成爲霍亂若不卽病則濕熱鬱於內他日爲瘧爲痢卽由此也

風寒濕皆地之氣係濁邪所以俱中足經暑乃天之氣係清邪而且屬火所以多中手少經心經其症多與傷寒相似但傷寒初病未至煩渴暑初病卽渴傷寒脈必浮盛暑脈虚弱爲不同耳

暑乃六氣之一卽天上火惟此火可用寒水折之暑傷心心屬南方火從其類也小腸爲心之腑利心經暑毒使由小腸出故青蒿香薷爲要藥然用之須適其宜李時珍曰香薷乃夏月解表之藥猶冬月之用麻黄若氣虚者用之反成大害卽此意也世之亂用香薷者其愼之

地之濕氣。感則害人皮膚筋脈。

◎濕

在天之濕。雨露霧是也。在天者本乎氣。故先中榮衛。在地之濕。泥水是也。在地者本乎形。故先傷肌肉筋骨血脈。飲食之濕。酒水乳酪是也。胃爲水穀之海。故傷脾胃。汁液之濕。謂汗出沾衣。未經解換是也。太陰脾土所化之溼。不從外入者。陽盛則火勝。化爲濕熱。陰盛則水勝。化爲寒濕。其證發熱惡寒。身重自汗。筋骨疼痛。小便祕澀。大便溏泄。腰痛不能轉側。跗腫。肉如泥。按之不起。

濕爲陰邪。經曰。地之濕氣。感則害皮肉筋脈。又曰。諸濕腫滿。皆屬於脾。濕者土之氣。土者火之子。故濕能生熱。熱亦能生濕。然濕有自外入者。有自內出者。東南地卑。多濕。故多從外入。凡重腿脚氣者居多。治當汗散。久者宜疎通滲泄。西北地高。人多食生冷濕麵。乳酪飲酒。故寒氣怫鬱。濕不能越。以致腹脹。或通身浮腫。按之如泥不起。此皆自內而出也。宜辨其元氣虛實而通利二便。更須對證施治。不可一槩拘執。

經曰。因於濕。首如裹。濕氣蒸於上。故頭重。又曰。濕傷筋。故大筋緛短。小筋弛長。緛短爲拘。弛長爲痿。又曰。濕勝則濡泄。故大便溏泄。大便泄則小便澁。又曰。濕從下受之。故跗腫。又曰。諸濕腫滿。皆屬脾土。故腹脹。肉如泥。濕氣入腎。腎主水。水流濕。各從其類。故腰痛。東垣曰。治濕不利小

陽氣柔則養筋傷則不能榮養於筋

便非其治也又曰在下者引而竭之聖人之言布在方册其不盡者可以意求夫濕淫從外而入裏若用滲淡之劑以除之則降之又降是復益其陰而重竭其陽陽氣愈削而精神愈短是陰重强陽重衰反助其邪也故用升陽風藥兼實脾土以除濕即瘥大法云濕淫所勝風以平之又曰下者舉之得陽氣升騰而愈猶土在水中則爲泥得和風暖日則成土矣聖人之法可以類推舉一而知百也

濕熱之原因寒溫飢飽失常喜怒勞役過度以傷脾胃脾胃爲水穀之海調則運行水穀而致精華傷則動火熏蒸水穀而爲濕熱且胃司受納脾司運化今脾既不能運化則飲食停積而濕熱愈生矣治法壯者暫攻濕熱虛者攻補兼施而補脾消穀導水三者不可闕一也若一槩妄治愈攻愈虛腫痛日甚五皮五子反瀉其氣其不至夭枉者鮮矣

◎燥

燥乾者肺金之體本燥金受熱化而更燥澀也經云風熱火同陽也寒濕燥同陰也然燥與濕則小異燥金雖屬秋陰其性異於寒濕反同於風熱火如大便乾澀乃大腸受熱化成燥澀是也又如癱瘓中風皆因火熱耗損血液玄府閉塞不能浸潤金受火鬱不能發聲經云肺主聲肺氣鬱自不能發聲也其肢痛緛戾者風濕熱相致遂成偏枯語音蹇澀手足不遂也經曰諸

燥爲刑金之象肺與大腸之病也肺受火燥則寒水化之源絕于上不能灌溉周身榮養百骸色乾而無潤澤或因火病而汗下太過而或吐利而亡津液或因養生誤餌金石或因色慾服補陽燥劑以及醇酒炙煿一切辛熱之物皆能偏助邪火損害真陰日漸煎熬血液衰耗在外則皮膚皺揭在上則咽鼻焦乾在中則水液衰少而煩渴在下則腸胃枯涸津液不潤而便難在肺經則乾咳痰結在肺臟則悲愁欲哭在手足則痿弱無力在脈則細澀而微比皆爲陰血火熱所傷之現象也

(上消)[illegible]于寒[illegible]

(中消者)消之屬于中焦也。邪氣伏于胃，則消穀善飢，溺色黄。此症由脾胃蘊熱所致，多見口渴引飲，善食而瘦，自汗，大便硬結，小便頻數。

(下消者)消之屬于下焦也。此症因色慾過度，心火不交，腎水下泄，心火上炎所致，故亦名腎消。初起便溺不攝，溺味甜，煩燥引飲，漸至面目黧黑瘦，小便濁而上浮如脂，燥渴多不可治。治下消丹方用[illegible]，本地貢尖米磨粉，納入[illegible]中，炊熟，晒乾，切片，煮食。

(五臟所動之火)悲鬱則火起于肺，大怒則火起于肝，醉飽則火起于脾，思慮則火起于心，房勞則火起于腎。

(六腑所動之火)牙齦痛，腮頰頤腫，為胃火動；目黄口苦，坐卧不寧，為胆火動；舌乾喉痛，便秘不通，為大腸火動；癃閉淋瀝，赤白帶濁，為小腸火動，小腹作痛。

澀枯涸乾勁皺揭，皆屬於燥。蓋金為生水之源，生化之源一絕，則不能灌溉周身，榮養百骸，故枯槁而無潤澤也。經曰：金木者，生成之終始。又曰：木位之下，金氣承之。蓋物之化，從於生，物之成，從於殺。生之重，殺之輕，則氣殫散而不收；殺之重，生之輕，則氣斂濇而不通。斂濇則傷其分布之政，不惟生氣不得升，而收氣亦不得降，所以為燥濇也。更有肺胃腎三經蘊蓄燥熱之氣，而為三消之症者。喻嘉言曰：胃中津液乾枯，虛火上炎，用寒涼藥而火反升，徒知與火相爭，用知母、貝母屢施不應，不知胃者肺之母也，故金匱麥門冬湯用麥冬、人參、粳米、甘草、大棗，大補中氣，大生津液，則火退而津生，何燥之有。

◎火

夫火與元氣，勢不兩立。火之盛者，即氣之衰也。元氣者，水火之根，氣血之母，雖為有生之本，實為無形之處。凡有所傷，多患不足，故有餘之疾病，皆正氣之衰微。蓋人身五藏六府十二經絡，皆一氣之流行，安有所謂火哉？火者，即氣之不得其平而為之也。故曰：捍衛冲和不息之謂氣，擾亂變動之謂火。五行各一，惟火有二：曰君火、人火也；相火、天火也。凡動皆屬火，而其所以易於動者，皆相火之助也。相火寄於腎肝，見於天者，猶之龍雷。東垣謂為元氣之賊，以其暴悍酷烈，有甚於君火也。然相火雖易動，若能善處而制之，以靜則元陽蓄焉，元陽充裕，自能補裨造

小便不利，為膀胱火動。頭眩体倦，手足心熱，為三焦火動

化爲生生不息之用又何賊之有哉然則向之所謂火與元氣勢不兩立者指壯火而非少火也

火之爲病其害大其勢彰其變速其死暴蓋以火性疾速熛灼焚燒飛走狂越銷鑠於物莫之能禦遊行乎三焦虛實有兩途曰君火者猶人火也曰相火者猶龍火也凡火性不妄動不違其道則禀位聽命而運行造化生存之機得矣然而人在氣交之中多動少靜欲不妄動其可得乎夫動者皆屬火化火一妄行元氣受傷勢不兩立偏勝則病移害他經關係匪淺遠乎動之極也則病而死矣不寧惟是君相二火之外又有藏府之火根於六欲激於七情而火隨之而起者如大怒則火起於肝醉飽則火起於胃房勞則火起於腎悲哀動中則火起於肺心爲君主自焚則死矣丹溪曰火出五藏經曰一水不勝五火此之謂也

七　七情

◎七情論

夫七情本屬無形然出於五藏神明之用而寓於盈虛氣血之間無日不有也節制有常何病之有作用太過勝尅相乘便爲內傷元氣之邪本出五藏之虛滯而不去則爲實禍起蕭牆賊害情性非若外邪先由皮毛以漸而入止傷軀殼氣血者比如過喜則傷心而神浮脉散經曰

暴喜傷陽是也。過怒則傷肝，而魂飛精散，經曰：暴怒傷陰是也。過憂則傷意，而氣滯神萎，靈樞曰：憂愁不解，則傷意是也。多思則傷脾，而意鬱倦怠，晝思過度則傷陽，夜思過度則傷陰，經曰：思則心有所存，神有所歸，正氣留而不行，故氣結是也。過悲則氣促神亂，火熱亢極，反兼水化，五液俱出，靈樞曰：悲哀動中，則傷魄是也。如恐則傷腎，而精却氣下，靈樞曰：恐懼不解，則傷腎是也。驚則氣亂，經曰：驚則心無所倚，神無所歸，慮無所定，故氣亂矣。然徒知受驚傷於心，而不知五藏俱能傷之，蓋五臟之皆藏神，神也者，虛靈變化之謂，非塊然無知者也。且人之氣血，晝夜循環不息，氣血所至之處，遇驚所觸，則眞氣耗散，而患不足之病；若氣血錯亂，而致逆滯，則患有餘之症。有餘者，邪氣也；不足者，正氣也。正氣虛，則邪氣乘之而起，其不生病者幾希。明乎此，則七情內起之病，與六淫外來之邪，迥不相侔，昭然若揭矣。夫百病之立名雖繁，然不越陰陽五行之生尅，若七情傷於內，則相挾傳變，其病未有不危者。劉河間、李東垣論類中風，皆曰五志不可過極，過極多有此疾者，此之謂也。

八　婦女病理提要

◎經脉諸臟病因

景岳曰：女人以血爲主，血旺則經調而子嗣，身體之盛衰，無不肇端於此，故治婦人之病，當以經血爲先而血之所主在古方書皆言心生血肝藏血脾統血凡傷心傷脾傷肝者均能爲經脉之病又曰腎爲陰中之陰腎主閉藏肝爲陰中之陽肝主疏泄二臟俱有相火其系上屬於心故心火一動則相火翕然從之多致血不靜而妄行此固一說然相火動而妄行者有之由火之盛也若中氣脫陷及門戶不固而妄行者亦有之此由脾腎之虛不得盡言爲火也再如氣道逆而不行者有之由肝之滯也若精血敗而不行者亦有之其由眞陰之枯竭其症極多不得誤以爲滯也是固心脾肝腎四臟之病而獨於肺臟多不言及不知血之行與不行無不由氣故血脫者當益氣血滯者當調氣氣主於肺其義可知然其微甚本末則猶有當辨者蓋病之肇端或由思慮或由鬱怒或以積勞或以六淫飲食多起於心肺肝脾四臟及其甚也則四臟相移必歸脾腎蓋陽分日虧則飲食日減而脾氣胃氣竭矣陰分日虧則血日涸而衝任腎氣竭矣故曰陽邪之至害必歸陰五臟之傷窮必及腎此源流之必然卽治療之要著故凡治經脉之病或其未甚則宜解初病而先其所因若其已劇則必計所歸而專當顧本甚至脾腎大傷泉源日涸由色淡而短少由短少而斷絕此其枯竭已甚也昧者無知而猶曰積血而通之破之禍不旋踵矣

◎胎孕

經曰陰搏陽別謂之有子是爲氣血和平陽施陰化也蓋夫婦猶天地天地之道陰陽和而後萬物育夫婦之道陰陽和而後男女生欲有子者先須調養經脉氣血和平則百病不生而易有子矣成胎之後須攝養有方斷絕嗜好安養胎元毋貪淫縱口觸動胎元以致半產墜落所食五味必在温凉不可恣食辛熱煎煿之物蓋精性動中胎元便熱辛熱入口胎元便燥以致血氣失常胎元不安小產之患生矣又有血氣虧敗胎元失養而半產者猶枝枯果落藤萎花飛之義治療之法詳其逐月所司之經虛實用之如初月屬足厥陰肝二月屬足少陽膽三月屬手少陰心四月屬手少陽三焦五月屬足太陰脾六月屬足陽明胃七月屬手太陰肺八月屬手陽明大腸九月屬足少陰腎十月屬足太陽膀胱虛則補之壅則疎之熱則凉之寒則温之不可汗下及利小便蓋胎元必賴氣血以養汗則亡陽傷氣下則亡陰傷血利小便則亡津液故忌之

九　幼兒病理提要

◎審機

凡幼兒十歲以前忽然面上如青紗蓋定從髮際至印堂者不論病之深淺六十日必死若至鼻柱一月須亡更到人中不過十日其色盈面即日死亡矣又有諸病雖愈而赤色出於兩顴

大如牳指者必卒然而死黑色出於庭間大如牳指者雖不病而亦卒死兩臉青色者主多啼作嘔因臟腑不和也鼻燥黃色者必積熱溺澀或衄血氣粗也鼻燥白色者必吐瀉傷脾感冷肺逆也鼻中癢甚者是肺氣甚而五疳傳驚也鼻下赤爛者是肝氣盛而肺疳見症也鼻如烟筒者是火爍金而驚中危症也至如鼻孔仰起者死症也目鮮青色者晝日睛青主癖塊又曰目鮮將發搐然發瘡痍亦然目睛黃色者是積熱骨蒸或瀉痢癥癖也眼深色黑者是吐瀉內弔驚搐慢脾也眶腫睛黃者是積熱久嗽或傷脾作嘔或夜熱瘡痍也印堂青色者主胎熱胎驚腹痛夜啼也更有身熱而眉攢不舒者主頭疼不熱眉攢不舒者主腹痛下痢或熱擁三焦又凡病機將發亦然若眉間雜色者白主霍亂絞痛黃主積熱虛浮赤必感風頭痛青主驚相乘黑者危在旦夕更唇中白色者主嘔逆作渴口渴腸鳴將成內弔唇中黃色者主傷胃脾熱作脹下痢洩短肌浮唇中紅色者主內熱有驚或見瘡疹唇中青色者主風寒相感脾傷發驚唇焦赤色者主口穢脾傷便閉氣粗熱甚唇繭淡白者主傷食復傷熱擁脾家腸鳴腹鼓唇間紫色者主蛔刺攻冲痛逆霍亂唇深紅色者肺虛而熱也唇白者肺虛也然白而澤者可治白似枯骨者或諸疾愈後忽大喘唇白者皆死更有舌上雜色如黃者傷脾白苔者焦渴紫厚如荔枝殼者主熱聚三焦破裂有血者主邪熱攻心小便閉結甚有青苔或如白染者並皆不

治耳前赤色者主疳蟲攻腎耳鳴或聾耳前黃色者主驚入腎或睡中戞齒更有筋露青色於頭面者主驚啼煩燥更有胃熱而遍體金黃者則必口穢目碧更有魚目定睛者主夜死蓋肝屬木而外應睛肝亡則筋絕目不能轉又曰瞳人屬腎腎亡則水絕是以瞳人不轉子母俱絕則近必死在申酉時遠必死在庚辛日蓋二者皆屬金金能尅木故至期而死也更有面青唇黑者晝亡蓋面青者木來尅土也唇者脾也黑者水也今脾部而見水者是脾絕而水反勝也則近必死在寅卯時遠必死在甲乙日蓋二者皆屬木木能尅土故至期而死也更有面黃而目或青或赤或白或黑者皆爲不死若面青目赤面赤目白面赤目青面青目黑者皆死蓋色中無黃則胃氣已絕也更有青色見於太陰太陽及正面口角如大青藍葉或怪惡之狀者是肝氣絕主死倘僅見翠羽栢皮之色是爲肝邪爲怒病風病驚病目病之屬其赤色見於口唇及三陰三陽上下如馬肝之色或死血之狀者是心氣絕主死倘如橘紅馬尾色者只是心病或有大熱怔忡驚悸夜臥不寧健忘之屬其白色見於鼻準或於正面色如枯骨或如擦敗殘汗粉者是肺氣絕主死倘如膩粉梅花者只是肺邪或中寒咳嗽哮喘氣虛之屬其黃色見於鼻乾燥而如土偶之形者是脾氣絕主死倘如桂花雜以墨暈只是脾病飲食不快四肢倦怠脹悶泄瀉嘔吐之屬其黑色見於耳或輪廓內外若污水烟煤之狀者是腎氣絕主死倘如烏

羽之澤者只是腎虛火邪乘水之屬更有頤下赤者主腎熱素問云腎熱病者頤先赤更有非時弄色者主胎風客忤之屬書又曰病重而面色不常不澤者死更有左臉赤色身熱脈弦者主肝熱病素問云以木之氣則應春合東以南面正理之則其左臉也右臉青色者主嘔逆多痰素問云以金之氣則應秋合西以南面正理之則其右臉也若目連箚者主肝風熱若目直而黑者主搐若目直而青身反折者生驚若咬牙甚者發驚若口吐涎沫而叫者蟲痛若呵欠善噫悸者主發瘡疹若吐瀉昏睡而露睛者主胃虛熱若吐瀉昏睡而不露睛者主胃實熱又凡身熱而飲水者主熱在內若身熱而不飲水者主熱在外若小便不通者久則脹滿更有吐稠涎痰熱及血者主熱若吐涎痰冷者主濕若吐沫及白痰綠水者是胃虛冷若瀉黃紅赤黑是脾胃熱毒若尿深黃色者久則尿血若心痛而吐水者主蟲痛若心痛而不吐水者是冷痛然亦有因素喜熱物有傷胃脘死血凝滯而作痛者更有呵欠面赤者風熱呵欠面青者驚風呵欠面黃者脾虛驚呵欠多睡者內熱呵欠氣熱者傷寒呵欠喘急者傷風呵欠頓悶者痘瘡呵欠久病者是陰陽離也更有弄舌者是脾微熱欲飲水者是脾胃虛而津液少不可遽作熱治若大病後而弄舌者凶若眼赤者是肝家積熱若白日多睡是脾家積熱若咳噫噎氣是胃家積熱若牙疳口氣是乳母飲食結毒也若龜胸者是肺家風熱久蓄若龜背者是客風傷肺

若停耳者是腎中濕熱上衝若開口睡者是五臟毒盛若睡時口中氣溫喜合而臥及上齒咬牙者是心熱也蓋心氣熱則心胸亦熱故欲冷也有氣溫而喜仰臥者是心氣實故喜仰臥而氣得上下通也更有目赤者心熱也淡紅者心虛熱也青者肝熱也淺淡者肝虛熱也黃者脾熱也淺淡者脾虛熱也目無精光者腎虛也然病後而目無精光如霧露罩定者死若愛喫布帛者是肺生虫愛喫火炭者是肝生蟲愛喫鹽者是腎生虫愛喫泥土者是脾生虫頻食善饑者是實火善饑少食者是虛火口穢唇腫者是脾胃熱盛四肢多瘡是脾家濕火時渴時瀉者是胃火聲啞氣粗者是肺瘻也若兩臉赤色者主乍乘風熱肌肉憔悴者必內熱骨蒸病欲得寒欲見人者病在腑也病欲得溫不欲見人者病在臟也此病機之外見望法之所首重也

◎審聲

夫大笑不一者心病也喘急太息者肺病也怒而罵詈者肝病也氣不足以息者脾病也欲言不言語輕多畏者腎病也啼而不哭者是聲直無淚主乎盤腸氣鈎腹痛幾絕也哭而不啼者是連聲多淚驚入心也嗞煎不安者是煩主熱在心經精神恍惚若嗞啀不足者是燥主風邪在心爲指爲視言而微終日乃復言者此奪氣也聲濁如甕中發者是傷風也聲如從室中言者是中氣之濕也語言無力難布息者內傷言而不厭者外感聲清而輕者氣清弱也重濁者

痛也。風也。高喊者。熱狂也。聲急者。神驚也。聲塞者。痰也。聲戰者。寒也。聲噎者。氣不順也。喘者。氣促氣短。有虛有實也。噴嚏者。知其風。呵欠者。知其倦而生風。陰陽上下相離。或脾困而病機將發也。衣被不斂。善惡隨口。不避親疏者。神明之亂也。妄言錯亂。目見異物者。邪熱歸心也。喉中有聲。謂之肺鳴。是火乘金位。不得其平。而故鳴也。此三者。壞症也。至若五臟已奪。神明不守。而聲嘶者死。視直沫多。漸至音啞者死。

病理學總論終

病理學

《病理学》引言

《病理学》为福州中医专门学校教材之一，编者不详。本书共103页，书前有目录，书中可见多处眉批。全书共有大纲、养生、病源、别症、论治、六淫、七情7章内容。由于本书为讲义性质非著述性质，且私立福州中医专校课程已将《黄帝内经》《金匮要略》《难经》《伤寒论》及温病各书列为学科，各科教师讲得很详细，因此本书所载的内容，凡属于上列各书的部分均不录入，以免重复。书中所录，皆古今名人之大著，编者只录其原文，没有写出自己的参考意见，其批注留为教师讲堂口授，由学生笔记，可见编者已考虑到笔记对于学习的重要性。此书为该校预科学生的教科书，因初学者对于医书尚未得其门径，若教授精深奥妙的医理，学生势必无法理解。为循序渐进，书中均选择较为浅显的内容，使读者易于了解。书中采用《黄帝内经》相关图书的内容，稍为深奥的皆是名人著作原文选录，编者希望教师教授之时详加解释，必让学生了然于心。

病理學總論

編輯大意

一、本編為講義性質，非著述性質，所以只擇其要者錄之。

一、醫書要旨，不脫靈素等書，而本校課程，已將內經、金匱、難經、傷寒、溫病各書，列為學科，各科教員言之詳矣。因此本編所載，凡屬上列各書所詳言者，皆避而不錄，以免重複及費時。

一、本編為避免重複及費時之故，所文章節，不免有挂漏之嫌，閱者諒之。

一、所云挂漏例如大綱中陰陽篇、藏腑篇之類，萬萬不可缺少，而本編獨缺之，蓋以讓內經教師講授，藉免重複及費時。諸如此類甚多，推之可也。

一、本編所錄皆當今名人之大著，編者只錄其原文，不敢參以己意。

一、本編係臨時油印，只印原文，其註解留為講堂口授，由學生筆記，似此較有心得。

一、本編為避免重複及費時之故，對於上列各書，雖曰避而不錄，然所採名人之大著，究皆不脫古聖賢之窠臼，且於認為必要時，亦不得不於上列各書。節録而組織之。以成篇段。閱者諸君。幸勿謂余言之自相矛盾也。

一、本編命名病理學總論。對於病情。只言其綱要。而治法立方。均未之詳。間或有之。不過大畧而已。

一、本編為預科學生之教科書。初學之人。對於醫書。尚未得其門徑。若遽投以精深奧妙之醫理。勢必蒙頭蓋面。安能使之循序漸進乎。以故每篇中所取材料。均擇明顯者組織之。使讀者易於了解。

一、是編内容。雖曰明顯。間亦有採取内經各書稍涉深奥者。此皆就名人大著之原文而録之。非得已

病理學總論編輯大意

二九五福州中醫專校

也。所以教授之時，對於艱深者，則詳加註解，必使學者了然於心而後可也。

病理學總論目錄

病理學總論目錄　私立福州中醫專校

別証論

五、論治

治法提綱　化源論　製方和劑治療大法

六、六淫

風　寒　暑　濕　燥　火

七、七情

七情論

病理學總論

一大綱

水火立命論

夫人何以生。生於火也。火陽之體也。造化以陽爲生之根。人生以火爲命之門。命門者一點元陽。寓於兩腎之間。以腎水保養之也。故水與火爲對待。而火不與水爲對體。其與水爲對者。後天之火也。其不與水爲對者。先天之火。後天之火有形。而先天之火無形。有形之火。水之所剋。無形之火。水之所生。蓋謂相火藏於命門。而腎水是以維護之。使之生生不已。此所謂水火既濟者也。故養生莫先於養火。其柰迨世之養生者，盖不究其由來，惟知氣血，僅曰氣陽血陰；惟知臟腑，僅曰臟陰腑陽；即知水火者，不過心腎而已。孰知氣血中更有氣血之根，陰陽中更有真陰真陽之所，水火中更有真水真火之原也。凡暴病而卒死，絕處而得生者，皆在乎根本真處得之，非汎汎在乎氣血間也。柰何僅以氣血為陰陽，陰陽為氣血，而以水火為心腎，用四物湯以補血調陰，四君湯以補氣調陽，坎離丸以調心腎水火，而於真陰真陽、真水真火為氣血之根者，反不鄭重反之。蓋其用藥調理，無非敷衍氣血而已。是猶植樹者，徒在枝葉修飾爲事，而不及乎根本，豈有裨哉。吾人爲學，欲明水火爲氣血之體，水火爲真陰真陽之節，須知芎歸辛竄，僅可調榮，難補真陰真水；苓朮甘草，僅可調衛，難補真陽真火。即炮薑炙草，僅可溫中，難到腎經。其爲水火真陰真陽之寶者，惟仲景八味而已。故不重真陰真陽，而欲求生者，是不達水火爲立命之本之至理者也。

調復水火論

經曰：精氣奪則虛。又曰：邪之所湊，其氣必虛。虛者，空也，無也。譬諸國內空虛，人民離散，則盜賊蜂起，鎮撫

性

爲難。若非委任賢要，靖休養以望息之，爲未可保其無事也。病之盡者亦猶是也。醫非明哲也，孰能鎮之以收合散亡，克復故物哉。經曰，不能治其靈要，闕其餘。蓋言靈爲百病之本，宜其首舉以冠諸證也。然補足望靈者，氣血也。化生氣血者，水火也。水火者生身之本，神明之用也。靈樞曰，水之精爲志，火之精爲神。然水火宜平不宜偏，宜交不宜離。火性炎上，故宜使之下，水性就下，故宜使之上。水上火下，名之曰交。交則爲既濟，不交則爲未濟。交者生之象，不交者死之徵也。如消渴症不交，火偏盛也；水氣症不交，水偏盛也。

湊聚也
蝕傷也

火者陽也氣也。與水為對待者也。水為陰精。火為陽氣。二物匹配。名曰陰陽和平。亦名少火生氣。如是則諸病不作。可得長生矣。倘不善攝養。以致陰虧水涸。則火偏勝。所謂陰不足則陽必湊之。是為陽盛陰虛。亦曰壯火蝕氣。夫火即氣也。氣即火也。何以謂為壯火蝕氣。東垣亦曰。火與元氣不兩立。似乎火與氣幻為二物矣。其說安在。蓋平則水火既濟。火即為真陽之氣。及其偏也。則邪火日盛。始與元氣不兩立。而成乖戾之象焉。此所指火之變態多端。其為病也非一。明此。則餘皆可辨矣。是世人之重養陰者。謂人一身水一而已火則二焉陽常有餘陰常不足自少至老所生疾病靡不由於真陰不足況節慾者少嗜慾者多以致陰水愈虧陽火愈旺且也陰道難長峻補亦無旦夕之效故補陰之品自少至老不可一日間斷而補陽之藥則勸戒諄諄何其所見之偏也夫人之性稟不同陽盛人補陰固宜陰盛人補陽尤要況陰從陽長單滋陰劑徒傷胃氣反絕後天化生之源要知純陰之藥多屬肅殺閉藏之氣何以有陽和化育之功哉況天地以陽為生之根人生以火為命門天非此火不能化生萬物人非此火不能有生

人之真火。能藏於下。則真水自能布於上。陽施陰化之象。克服。氣血平和之義日旺。陰陽之精。互藏其宅。陰中有陽。陽中有陰。故心火也。而含赤液。腎水也。而藏白氣。赤液為陰。白氣為陽。循環往復。晝夜不息。此常度也。苟不知攝養。縱恣情慾。虧損真陰。陽無所附。因而發越上升。陽愈盛而陰愈虧。由是上焦發熱。咳嗽生痰。迫為吐衄。頭痛煩燥。胸前骨痛。口乾舌苦。五心煩熱。潮熱骨蒸。小便短赤。此其候也。久則孤陽不能獨旺。由是飲食不化。泄瀉無度。丹田不煖。筋骨無力。夢遺精滑。眩暈自汗。卒倒僵仆。此其候也。夫少陰臟中。重在真陽。陽不回則邪不去。厥陰臟中。職司藏血。不養血則脈不起。故治之者。陽甚虛者。補陽而生陰。使陰從陽長也。陰甚虛者。補陰以配陽。使陽從陰化也。陰陽調和。百病消解。若使偏重執見。不惟貽害於一時。將見後之學者。以訛傳訛。而貽害於千古矣。

乙癸同源論 一名腎肝同治

腎肝同治。其說維何。蓋火分君相。君火者居乎上而主靜。相火者處乎下而主動。君火維明。心主是也。相火有二。乃腎與肝。腎應北方壬癸。於卦為坎。於象為龍。龍潛海底。龍起而火隨之。肝應東方甲乙。於卦為震於象為雷。雷藏澤中。雷起而火隨之。澤也海也。莫非水也。莫非下也。故曰乙癸同源。肝無虛不可補。補腎即所以補肝。腎無實不可瀉。瀉肝即所以瀉腎。故曰腎肝同治。肝善怒。怒則氣上。而居七情之升。在時為風。風則氣鼓。而為百病之長。怒而補之。將逆而有壅絕之憂。風而補之。將滿而有脹悶之患矣。腎善恐。恐則氣下。而居七情之降。在時為寒。寒則氣慘。而為萬象之衰。恐而瀉之。將怯而有顛仆之虞。寒而瀉之。將空而有涸竭之害矣。然肝既無虛。而又言補肝者。肝氣不可犯。而肝血自當養也。血不足者則濡之。腎既無實。而又言瀉腎者。腎陰不可虧。而腎氣不可亢也。氣有餘者剽伐之。總之相火易上。身中所苦。瀉肝火所以降氣。補腎水所以制火。氣即火。火即氣。同物而異名也。故養血和肝。使火不上炎。則心氣和平而百骸皆理矣

五運六氣論

五運主歲有太過。有不及。太過者甲丙戊庚壬為陽。不及者乙丁己辛癸為五陰。六氣主歲有太過。有不及。太過者。子午寅申辰戌為陽。不及者丑未卯酉巳亥為陰。人在氣中。皆應乎天道。故隨氣運陰陽之盛

一名腎肝同治

乙癸同源論

乙屬木屬肝，癸屬水屬腎，真陰衰而腎水涸，不能養肝，則有各種肝病；腎水充足，則各種肝病自除。因肝腎之關係最切，故曰乙癸同源。肝無虛不可補，補腎即所以補肝；腎無實不可瀉，瀉肝即所以瀉腎。故曰腎肝同治。肝善怒，怒則氣上，而居七情之升，在天為風，風則氣鼓，而為百病之長。怒而補之，將逆而有壅塞絕之憂；風而補之，將滿而有脹悶之患矣。腎善恐，恐則氣下，而居七情之降，在天為寒，寒則氣惰，而為萬象之衰。恐而瀉之，將怯而有顛仆之虞；寒而瀉之。

特空而有涸竭之害矣。然肝既無虚，而又言補肝者。肝氣不可犯，而肝血自當養也。血不足者則濡之，腎既無實，而又言瀉腎者。腎陰不可虧，而腎氣不可亢也。氣有餘者則伐之。總之相火易上，身中所甚，瀉肝火所以降氣，補腎水所以制火。氣即火，火即氣，同物而異名也。故養血和肝，使火不上炎，則心氣和平，而百骸皆理矣。

運氣論

運氣有太過有不及。太過者，四時之氣先天時而至；不及者，四時之氣後天時而至。此運氣之變化，而人應之也。故曰：人隨運氣陰陽之盛衰為盛衰，理之自然也。經曰：

不知年之所加，氣之盛衰，虛實之起，不可以為工。雖然運氣之理，亦不可泥。人有內外兩因，隨時感觸。雖當太過之運，亦有不足之時；不及之運，亦有多餘之患。猶專泥運氣，能無虛虛實實，損不足而益有餘乎。況歲氣亦有反常之時，故冬有非時之溫，夏有非時之寒，春有非時之燥，秋有非時之煖。所謂春行秋令，秋行春令，夏行冬令，冬行夏令者是也。犯之者必得病。卑下之地，春氣常存；高亭之境，冬氣常在。西北多風，東南多濕。百里之內，晴雨不同；千里之外，寒暄各別。方土不齊，而病亦因之。夫西北固厚，要能人人皆寔之。東南國薄，要濕之人，皆羸且陽盛之人，耐秋冬而不耐春夏。喜陰寒而惡陽，膻陰盛之人，耐春夏而不耐秋冬。喜晴明而惡陰雨。此乃天氣變常，地土不齊，而人稟亦各異者。為法外之道也。所云必先歲氣者，謂是年淫雨連綿，人多病濕，藥類用二术苦溫以燥之。佐之風藥，風能勝濕。此即必先歲氣之謂也。所云毋伐天和者，即春夏養陰，秋冬養陽。春禁用麻黃（不用桂枝），夏禁用附子，秋禁用半夏，冬禁用石膏。此即毋伐天和之謂也。然尚有舍時從症之時也。所謂不明五運六氣，檢遍方書何濟者，正指後人不明五運六氣之所以然而误于方册所载，依而用之，动辄成过，则难检适方书亦何益哉？故宜知之者，以明天气岁气立法之常也。不可执之者，以数天气岁气法外之变，而天有寒暖之不同，人有盛衰之适别，岂可以干支司岁一定之数，以定盛衰无穷之理哉。

宗气卫气营气辨

宗气者，左胸跳动之大气也。经曰：胃之大络，名曰虚里，贯膈络肺，出于左乳下，其动应衣，脉宗气也。盛喘数绝者，则病在中；结而横，有积矣；绝不至曰死。乳之下其动应衣，宗气泄也。

註　五藏之脈資生於胃，而胃氣之通於五藏者，宗氣也。宗氣者，胃府水穀之所生，積於胸中，上出喉嚨，以司呼吸，行於十二經隧之中，為藏府經脈之宗，故曰宗氣。虛里者，胃之大絡也，貫膈絡肺，出於左乳下，其動應衣者，宗氣所出之脈也。如喘數而乳下之脈數絕者，宗氣病於膻中也。如脈結而有止者，虛里之橫絡有積滯也。如虛里之脈絕不至者，胃府之生氣絕於內也。乳之下其動甚而應衣者，宗氣欲泄於外也。胃氣將絕，是為死脈。衛氣者，卻衛諸邪，捍衛諸部也。經曰：衛者，水穀之悍氣也，其氣慓疾滑利，不能入於脈也，故循皮膚之中分肉之間○熏於肓膜○散於胸腹○逆其氣則病○從其氣則愈○衛氣在脈外○散循於皮膚分肉之間○分肉者○肌肉之腠理○（腠者肌肉之文理乃三焦通會之處）腠理者○皮膚藏府之文理也○蓋在外則行於皮膚腠理之間○在肉則行於絡藏絡府之募原○募原者脂膜也○亦有文理相通○故曰○皮膚藏府之文理○[illegible]膈之脂膜○謂之肓膜○是以在中焦○則熏蒸於肓膜○行於胸膈之上○則散於心肺之募原○行於腹中○則散於腸胃肝腎之募原○是外內上下皮肉藏府皆以受氣○陰陽相貫○循環無端○旋轉而不休息者也○故逆其氣

營血者○中焦受氣取汁○化而為血○以奉生身○莫貴於此○故獨行於經隧○名曰營氣○蓋謂血之氣為營氣也○流溢於中○布散於外者○謂中焦所生之津液○流溢於中焦而為精○奉心神化赤而為血○從衝脈任脈布散

於皮膚之外，充膚熱肉，生毫毛，其精之專赤者，行於經隧之中，常營無已，終而復始。經隧，經經也。隧，潛道也。即五臟六府大脈絡也。

則病，從其氣則愈。營氣者，血液之作用也。靈樞曰：營氣之道，納穀為寶。穀入於胃，乃傳之肺，流溢於中，布散於外。精專者，行於經隧，常營無已，終而復始。

〔注〕營氣者，陰氣也。由中焦之氣，陽中有陰者，隨中焦之氣以降於下焦，而生此陰氣，故謂清者為營，又謂營氣出於中焦者是也。然此營氣者，必成於水穀所化精微之氣，故曰營氣之道，穀氣為寶，非穀氣不能生此營氣，非營氣不能生血也。道者，脈氣所由行之經隧也。陰性精專，必隨宗氣以運行於經隧之中。始於手太陰肺經，終於足厥陰肝經，而復會於手太陰。

是終而復始也。

營衛。靈樞曰：人受氣於穀，穀入於胃，以傳於肺，五臟六腑皆以受氣。清者為營，濁者為衛，營在脈中，衛在脈外，營周不休，五十而復大會，陰陽相貫，如環無端。

唐容川先生曰：營者血也，衛者氣也。血守於內，如兵家之安營，故曰營；氣衛於外，如兵家之護衛，故曰衛。陰氣柔和為清，陽氣剛悍為濁，故曰清者為營，濁者為衛也。營在脈中，謂營血由心而脈管散脉眾，營達於上下，又有迴脈管復回於心，總在皮膚肌肉之裏，以為陽氣之守也。衛在脈外，謂衛氣上輸於肺。走於臟腑。外達皮毛。以護衛營氣。偏陰之外衛也。營周不休者。謂營行脈中。周於通身。得人身分為五十度。一日一夜。營血周行五十度。而復返於肺。與衛氣大會。衛氣之行。則分陰陽內外。晝行陽二十五度。夜行陰二十五度。平旦行陰盡。陽分當氣。則衛氣復於肺。與營相會矣。難經云。衛行五十度。復會於手太陰者此也。西醫言心內分左右四房。皆有管竅。為生血迴血之用。血受炭氣則紫。迴行至心右上房。有一總管。接迴血入心中。落右下房。又一總管運血出而過肺。被肺氣吹去紫色。遂變純赤。還入心之左上房。落左下房。又有一總管。運血出行。遍於周身。回轉於心。此即內經營衛交會於手太陰肺。及心、主血脈之説也。西醫所圖脈管。自謂詳矣。然不能分別十二經脈。且所言廻血。亦不能分別幾時方廻於心。惟經言脈行度數甚詳。、詳載難經講義。互相參考可也。一故能算出血行之時刻。何時出者。當於何時廻於心。彼西醫徒恃已死屍體之解剖。要能如我國醫學之精哉。

病理学總論

六

泌流質之物，由微孔壓迫而出也。

三焦（難經三十一難）三焦者，水穀之道路，氣之所終始也。上焦者，在心下，下膈，在胃上口，主納而不出。中焦者，在胃中脘，不上不下，主腐熟水穀。下焦者，當膀胱上口，主分別清濁，主出而不納，以傳導也。

宗營衛

靈樞曰：五穀之入於胃也，其糟粕津液宗氣，分為三隧。故宗氣積於胸中，出於喉嚨，以貫心脈，而行呼吸焉。營氣者，泌其津液，注之於脈，化以為血，以榮四末，內注五藏六府，以應刻數焉。衛氣者，出於悍氣之慓疾，而先行於四末分肉皮膚之間，而不休者也。

【注】五穀入胃，下者為糟粕之隧；中焦為津液之隧；上焦為宗氣之隧。故宗氣積於胸中者，上焦也，出喉嚨，以貫心脈，而行呼吸。其營氣出中焦之氣，降於下焦而生此陰氣者，泌其津液，注之於脈，化以為血，以奉

病理學總論　　私立福州中醫學校

四支。内隨宗氣。以行於五藏六府經脈之中。而百刻之内。其脈數與刻數相應也。衛氣者。由下焦之氣。升於中上二焦。而生此陽氣。但衛氣慓悍滑疾。不隨宗氣以行。而先行於四末分肉皮膚之間。而不休焉。

先哲之病理學説

徐大椿（即徐洄溪）

七情所病。謂之内傷。六淫所侵。謂之外感。自内經難經。以及唐宋諸書。無不言之深切著明矣。二者之病。有病形同而病因異者。亦有病因同而病形異者。又有全乎外感。全乎内傷者。更有内傷兼外感。外感兼內傷者。則因與病又互相出入。參錯雜亂。治品迥殊。蓋內傷由於神志。外感起於經絡。輕重淺深。先後緩急。或分或合。一或有誤。為害匪輕。能熟於內經及仲景諸書。細心体認。則雖其病萬狀。其中條理井然。毫無疑似。出入變化。無有不效。否則徬徨疑慮。雜藥亂投。全無法紀。屢試不驗。更無把握。不咎已之審病不明。反咎藥之治病不應。如此死者。[illegible]之耶。天下有同此一病。而治此則效。治彼則不效。且不惟無效。而反有大害者。何也。則以病同而人異也。夫七情六淫之感不殊。而受感之人各殊。或氣体有

病理學總論

八[illegible] 私立福州[illegible]醫[illegible]

強弱。病體有陰陽。生長有南北。性情有剛柔。筋骨有堅脆。肢體有勞逸。年力有老少。奉養有膏粱藜藿之殊。心境有憂勞和樂之別。更加天時有寒暖之不同。受病有深淺之各異。一概施治。則病情雖同。而於人之氣體。迥乎相反。而利害亦因之相反矣。故醫者必。細審其人之種種不同。而後輕重緩急大小先後之法。隨之而定。內經言之極詳。即針灸及外科之治法亦然。故凡治病者。皆當如是審察也。凡人之所苦謂之病。所以致此病者謂之因。如同一身熱也。有風。有寒。有痰。有食。有陰虛火升。

勞怯者，虛勞之稱；病勞者，血氣既衰，心常恐怯，故俗稱虛勞病爲勞怯，亦曰怯症；瘵者，病氣灌注也；虫瘵者，勞虫傳染之病，虛勞症中之最劇者。

有鬱怒憂思，勞怯虫瘵，此謂之因。知其因則不得專以寒涼治熱病矣。蓋熱同而所以致熱者不同，而藥亦迥異，則一病而治法多端矣。且也病又非止一症，（如有兼症雜乎其中，如身熱而腹痛，則腹痛又爲一症。）而腹痛之因又復不同，有與身熱相合者，有與身熱各別者。如感寒而身熱，其腹亦因寒而痛，此相合者也。如身熱爲寒，其腹痛又爲傷食，則各別者也。又必審其食爲何食，應以何藥消之。其立方之法，必切中二者之病源，而後定方，則一藥而兩病俱愈矣。若不問其本病之何因，及兼病之何因，而徒曰某病以某方治之，其偶中者，則投之或愈耳

病理學總論　私立福州中醫專門學校

以治他人○則不但不愈○而反增病○必自疑曰○何以治彼效而治此不效○並前此之何以愈○亦不之知○則擇中窾甚少○而誤治者甚多○終身治病○而終身不悟○見歷症愈多○而愈惑矣○

程鍾齡

或問曰○醫道至繁○何以得其要領而執簡而馭繁也○余曰○病不在人身之外○而在人身之中○子試靜坐內觀○從頭面推想○自胸至足○從足跟推想○自背至頭○從皮肉推想○內至筋骨臟腑○則全書之目錄○在其中矣○凡病之來○不過內傷外感○與不內外傷三者而已○內

絶縊死　壓死　溺死
魘死　產死

內傷者，氣病、血瘀、傷食，以及喜怒憂思悲恐驚是也。外感者，風寒暑濕燥火是也。不內外傷者，跌打傷損五絶之類是也。病有三因，不外此矣。至於變症百端，不過寒熱虛實表裏陰陽八字盡之，則變而非變矣。論治法不過七方與十劑。七方者，大小緩急奇偶複；十劑者，宣通補瀉輕重滑澀燥濕也。精乎此，則投治得宜矣。又外感之邪，自外而入，宜瀉不宜補；內傷之邪，自內而出，宜補不宜瀉。然而瀉之中有補，補之中有瀉，此皆治法之權衡也。又有似症，如火似水，水似火，金似木，木似金，虛似實，實似虛，不可以不辨，明乎此。

病理學完論

[illegible]

則病無遁情矣。學者讀書之餘，閉目凝神，時刻將此數語細加領會，自應一旦豁然融會貫通，徹始徹終，了無疑義，以之司命，奚愧焉。

人身之病，不離乎內傷外感，而內傷外感中一十九字盡之矣。如風、寒、暑、濕、燥、火，外感也；喜、怒、憂、思、悲、恐、驚與夫陽虛、陰虛、傷食，內傷也。總計之共一十九字，而千變萬化之病，於以出焉。然病即變化，亦不外內傷外感二者而已。所謂知其要者，一言以蔽；不知其要，流散無窮。必須提綱挈領，然後施救有方也。

二 養生

古今異壽之理

黃帝問於岐伯曰：余聞上古之人，春秋皆度百歲而動作不衰；今時之人，年半百而動作皆衰者，時世異耶？人將失之耶？岐伯曰：上古之人，其知道者，法於陰陽，和於術數，飲食有節，起居有常，不妄作勞，故能形與神俱，而盡終其天年，度百歲乃去。今時之人不然也，以酒為漿，以妄為常，不知持滿，不時御神，務快其心，逆於生樂，起居無節，故半百而衰也。

治身養性務謹其細

抱朴子曰：凡夫不知益之為益，又不知損之為損

法於陰陽，和於術數。

法，則法也。陰陽，天地四時五行六氣也。陰陽者，萬物之終始，死生之本，逆之則災害生，順之則苛疾不起，故能取法而調和也。術數，謂導道和調也。術數者，調養精氣之法則也。

飲食有節，起居有常，不妄作勞，故能形與神俱，而盡終其天年，度百歲乃去。

氣，《管子》曰：上焦開發，宣五穀味，熏膚充身澤毛，若霧露之溉，是謂氣。飲食有節，養物也。生氣通天論曰：起居有常，養神也。神氣乃浮，煩勞則氣張，精絕。不妄作勞，養其精也。夫神氣去，形獨居，人乃死。能調養其神氣，故能與形俱存，而盡終其天年也。

不知持滿，不謹慎也。不時御神，不能四時調養其神也。

古人云：百歲乃一百二十歲也。

病理學總論

十一秋季福州中醫專校

易知而速。益難知而遲。損之者如燈火之消脂。莫之見也。而忽盡矣。益之者如禾苗之播植。莫之覺也。而忽茂矣。故治身養性。務謹其細。不可以小益為不足而不修。不可以小損為無傷而不防。凡聚小所以就大。積一所以至億也。若能愛之於微。成之於著者。則知道矣。

養生以不傷為本

抱朴子曰。養生以不傷為本。才所不逮而困思之。傷也。力所不勝而強舉之。傷也。悲哀憔悴。傷也。喜怒過差。傷也。汲汲所欲。傷也。戚戚所患。傷也。久談言笑。傷

（靈樞九鍼論）

久視傷血，久卧傷氣，久坐傷肉，久立傷骨，久行傷筋。

寢息失時傷也。泥醉嘔吐傷也。飽食即卧傷也。跳走喘急傷也。歡呼哭泣傷也。積傷至盡則早亡。是以養性之方，唾不及遠，行不疾步，耳不極聽，目不極視，坐不至久，卧不及疲。先寒而衣，先熱而解。不欲飢極而食，食不可過飽。不欲渴極而飲，飲不可過多。食多則結積聚，飲多則成痰癖。不欲甚劳甚逸。不欲起晚，不欲汗流，不欲多唾。生冷不欲，飲酒當風。大寒大熱大風大霧，皆不欲冒之。五味入口，不欲偏多。凡言傷者，初不便覺，久則損壽。

三 病原

一點元陽寓於兩腎之間是為命門蓋一陽居二陰之間以成乎坎也謂之坎宮

尊生救本篇

經曰精神內守病安從來又曰邪之所湊其正必虛不治其虛安問其餘可見虛為百病之由治虛為先病之虛故風寒外感表氣必虛飲食內傷中氣必弱易感寒者真陽必虧易傷熱者真陰必耗正氣旺者雖有強邪亦不能感感亦必輕故多無病病亦易愈正氣弱者雖即微邪亦易感感則必重故最多病病亦難痊治之者明此標本輕重之道以投顧主逐客之方則重者輕而輕者愈要知精神內長於中邪氣自解於外精神耗散於內即我身之津液氣血無

壯火何來

火即命門中龍雷之火，[illegible]虛陽則元，元火即壯火。

所主，皆可內起，為火為痰而為邪。豈必待外因所致哉。倘不知此，徒知從表以發散，或從裏以剋削。現在已有之虛不為補救，未來無影之邪妄肆祛除。有是病者，病者病受何妨；無是病者，正氣益困，以致精神疲憊，性命瀕危。若不急為猛省，峻加挽救之功，何以續一息於垂絕乎。俗醫以虛極不可大補，些小調益，何異深淵沉海底，輕舒一臂之力，以望援溺之功哉。況有復加峻削寒涼者，更似入井而又下石耳。且諸病不論虛寔，未有不發熱者。然此熱非從外來，即我所依生生之少火，有所激而成壯火，為壯熱也。猶人之生原禀和平之性有所感觸而為憎怒不平之氣如物之不得其平則鳴鳴之者即是物也調之者和其物則寧非必出是物也壯火者少火受傷發洩之時也憎怒和氣受傷轉變之候也不為調之益之反為攻之逐之盡盡之禍勢不旋踵夫壯火即蝕少火之變態少火非火乃滋生真元之陽氣一呼一吸續以滋生故此火也氣也為無形而有神有情而為生身之至寶是真陽之宗也元氣之本也化生之源也長生之基也命門坎宮是其宅也蒸腐水穀化生精華得其平則安其位萬衆泰然生生無窮失

其平則離其位而為壯火反為元氣之賊浮游乎三
焦蒸爍乎臟腑燔爍乎肌肉而為病矣不治此火何
以去病然欲滅此火更何以得生有因附因以調之
安之從之撫之以平為也則火不去而安全無恙疾
既退而元氣無傷則火原為我用之至寶矣若思其
熱而欲直滅其火非滅火也是猶滅氣也魚一刻無
水即死人一刻無氣即亡氣可滅乎況以有形無情
之藥直攻有情無形之氣欲不受傷其可得乎縱有
稟受壯盛之病人或因寒涼折之而愈者然病愈之
後勢必真氣漸衰積漸不振此無他以元氣剝削太

病理　十四

甚故也。古人治病重於求本。故今人益壽延年。今人不察其源。徒從膚見。以寒治熱。以熱治寒。陰陽真假之象。從治正治之宜。顧本窮源之要。置之不聞。遂使近害遠害。日見其多。烏乎可。世之求學者。可不潛心默會其旨乎。

（一學期完）

論病求源論

人之有生。初生兩腎。漸及臟腑。五臟內備。各得其職。五象外布。而成五官。為筋為骨。為肌肉皮毛。而形骸備然。究其源。皆此一點精氣神。遞變而凝成之也。猶之混沌未分。純一水也。水之凝成處。為土。為石。為金。

靈樞經脈篇。人始生先成精。精成而腦髓生。骨為幹。脈為營。筋為剛。肉為牆。皮膚堅而毛髮長。

皆此一氣化源，故水爲萬物之原，土爲萬物之母。然無陽則陰無以生，故生人之本，火在水之先也；無陰則陽無以化，故生人之本，水濟火之次也。經所謂陽生陰長，而火更爲萬物之父者此耳。是以維持一身，長養百骸者，臟腑之精氣主之；充足臟腑，固注元氣者，兩腎主之。其爲兩腎之用，生生不盡者，惟此真陰真陽二氣而已。二氣充足，其人多壽；二氣衰弱，其人多夭；二氣和平，其人無病；二氣偏勝，其人多病；二氣絶滅，其人則死。可見真陰真陽者，所以爲先天之本，後天之命，兩腎之根，疾病安危，皆在乎此。學者僅知

病理　十五

从聾而不知乘乎内虚。僅知治邪。而不知調其本氣。僅知本氣。而不知究其臟腑。僅知臟腑。而不知根乎兩腎。即知兩腎。而不知由乎二氣。是尚未知求本者也。何況僅以軀殼為裏。頭痛救頭。腳痛救腳。而不知頭腳之根。在於臟腑。何以掌司命之任。而体好生之道歟。直猶緣木求魚者也。故先哲曰。見痰休治痰。見血休治血。無汗不發汗。有熱莫攻熱。喘生毋耗氣。精遺勿濇泄。明得箇中趣。方是医中傑。真其求本之謂也。

先天根本論

夫玄黃未兆天一之水先生胚体未成兩腎之元先立蓋嬰兒未成先結胞胎其象中空一莖直起形如蓮蕊一莖即臍帶蓮蕊即兩腎也而氤氳一點元陽之為命者寓於中焉水生木而後肝成木生火而後心成火生土而後脾成土生金而後肺成五臟既成六腑隨之四肢乃具百骸乃全是未有此身先有兩腎故腎為臟腑之本十二脈之根呼吸之主三焦之源而人資之以始者也故曰腎水者先天之根本也一點元陽寓於兩腎之間是為命門附以運行三焦

（太谿穴）腎脉注於太谿。太谿在內踝之後，跟骨之上陷中者也。此穴屬足少陰腎經。

腐熟水穀。內經曰：少火生氣。即謂此也。古之仲聖察腎為先天根本，故其論脉者曰：人之有尺，猶樹之有根。枝葉雖枯槁，根本將自生。試觀傷寒危篤，寸口難稽，猶診太谿，以卜腎氣。腎氣尚存，猶有轉危為安之望。腎氣也者，人之所以資生也。方其為嬰孩也，未知牝牡之合，自能保固元陽，使之無缺。年十六而真精滿，始能生子。精泄之後，真倍已虧，倘再不知節嗇，則百脉空虛，不危何待？此精之所以不能不固也。固精之道，除節慾外，尚有數端。一曰貴節勞。目勞於視，精以視耗；耳勞於聽，精以聽耗；心勞於思，精以思耗。休

勞於力精以力耗隨事節之則精與日俱積矣一曰
貴息怒腎司閉藏肝主疏泄二臟皆有相火其系皆
上屬於心心君火也怒傷肝而相火動則疏泄者用
事而閉藏者不得其職精已暗耗矣一曰宜戒酒酒
能動血飲酒則全身俱赤是擾其血也數月不近色
精已凝厚一夜大醉精隨蕩矣至於飲食之道必得
乎中經曰精不足者補之以味膏粱之味固能生精
而恬澹之味前能益精洪範曰稼穡作甘世間之物
惟五穀得味之正澹食五穀大能養精可知人能淡
食而徐飽者大有益於脾腎經曰胃為水穀氣血之

張隱菴註：太陰、太陰、陽明、衝、任、督脉，總会於宗筋，循腹上行，而復会於氣街。氣街為腹氣之街，在衝脉於臍左右之動脉間，乃陽明之所主，故曰陽明為之長，是其意也。

長（長，主也）。素問厥論：前陰者，宗筋之所聚，太陰陽明之所合也。

馬註：宗筋者，陰毛中橫骨上下之豎筋也。足太陰脾經起於足大指之端，由內踝上臑內，上膝股內前廉，入腹；足陽明胃經起於胃口（即胃下口），下循腹裏，下至氣街中而合，以下髀關，抵伏兔，下膝臏中，下循脛外廉，下足跗，入中指間。前陰者，宗筋之所聚，太陰陽明之脉各入於腹，皆與宗筋相合者也。

海。從衝而闔宗筋。又曰：陰陽總宗筋之會，會於氣街，而陽明為之長（主也），皆屬於帶脈，而絡於督脈。故胃強則腎充，而精氣旺；胃病則精傷，而陽

靈樞曰：生之來謂之精。此先天元生之精也。素問曰：食氣入胃，散精於五臟。此水穀日生之精也。日生之精，皆從水穀之精氣所化，而後分布五臟，輸之於腎。若飲食之精還，一臟有邪，則一臟之食味化之不全，不得與元精俱藏，而時自下矣。故腎之陰虛，則精不藏；腎之陽強，則氣不固；若遇陰邪客於內，與所強之陽相感，則精脫而外溢矣。所謂陽強者，乃肝之相火強耳，非真陽强也。先哲洞窺其本，勉力圖念。

帶脉起於季脇，圍身一周，如束帶然。督脉起於會陰，分三岐，為任衝督而上行於腹背。是以衝任少陰陽明皆與督脉相連絡。

遇症之靈者，熙保元陽以培生命之本。水不足者，壯水之主以制陽光，六味丸是也；火不足者，益火之元以消陰翳，八味丸是也。祗於年力方剛，尺脉弦實者，微加炒知柏，抑其亢炎。奈何昧者遂以之為滋陰上劑，敬水神方，不問虛實而概投之，不知知母多服則腸胃滑，黃柏久服則腸胃寒，陽明受賊，何以化榮衛而固元精哉。

後天根本論

夫人墜地，呱呱一声之後，謂之後天。後天之根本，脾胃是也。脾胃屬土，土為萬物之母。易曰：至哉坤元，萬

（素問經脉別論）

食註）食氣，穀氣也。穀氣入胃，運化于脾而散于肝，於微之氣散之于肝，主筋，故浸淫（流布、滋養）于筋。胃受穀氣，濁者為胃之食氣，上輸于胃絡，故曰濁氣歸心。胃之食氣歸于心，主下輸於脉，故流布精氣于脉。脉氣流經，經之氣歸于肺。肺為臟腑之華蓋，居于上，故受百脉之朝會焉。

飲註）穀有精氣而飲亦有精氣，飲入于胃，其精微之氣滋溢于上，脾附于胃之右，故脾氣散布而上歸于肺，肺益天……

物資生。脾胃者，後天之元氣也。經曰：脾胃者，倉廩之官，五味出焉。又曰：食氣入胃，散精於肝，淫氣於筋，濁氣歸心，淫精於脉，脉氣流經，經氣歸於肺。飲入於胃，游溢精氣，上輸於脾，脾氣散精，上歸於肺，通調水道，下輸膀胱，水精四布，五經並行，合於四時五臟陰陽，揆度以爲常也。是知水穀入胃，灑陳於六腑而氣至焉，和調於五臟而血生焉，行於百脉，暢於四肢，充於肌肉，而資之以爲生者也。故曰：安穀者昌，絕穀者亡。蓋嬰兒既生，一日不再食則饑，七日不食則腸胃竭絕而死矣。人之有脾胃，猶兵家之有餉道也。餉道一

十六

絶。萬衆立散。脾胃一敗。百藥難施。上古聖人知土為

肺主氣故能通調水道下輸膀胱。膀胱氣化則水行。故能□水精分布手四臟五臟之水精並行可見有合于四時五臟及古經陰陽揆度等備之常義也。

後天之根本。故曰四時皆以胃氣為本。有胃氣則生。

無胃氣則死。是以傷寒當危困之候。猶診衝陽以察

胃氣之有無。衝陽應手則回生有日。衝陽不應則坐

待斃矣。東垣先生深窺經旨。独著脾胃論以提醒

衝陽亦曰趺陽。衝陽穴在足跗上五寸陷中是足陽穴。屬足陽明胃經而在足跗上五寸去陷谷三寸骨間動脈。陷谷者內庭毛內庭上足大指次指外間陷者。經曰足陽明溜（流也）於厲兑。厲兑在足大指次指之端。

聾瞶。曰胃中元氣盛則能食而不傷。過時而不飢。脾

胃俱旺。能食而肥。脾胃俱虛。不能食而瘦。善食而瘦

者。胃伏火邪於氣分則能食。脾虛則肌肉削。或曰血

寔氣虛。則体易肥。氣寔血虛。則体易瘦。虛者何。凡七

情戕於內。六氣攻於外。皆足以致虛。惟飲食與勞倦

飧食而瘦，謂之食亦。素問氣厥

大腸移熱於胃，善食而瘦，謂

食亦。（註）食亦謂食飲移易

食移易而過，不生肌膚也。

而大飲則氣逆。上文風寒濕

精乃亡，邪傷肝也。（註）是腎

已傷，若飲多則氣上逆，而咳

滿急之症，皆有矣。

肝主血而主筋，食氣入胃

精於肝，淫氣於筋，邪傷

而復飽食，不能散精，甚食

氣而筋脈橫解於下，是食氣

濡滯則泄熱之氣，澼積於

腸，大腸而為痔，入胃之食

從上溢而自下泄。氣橫不

也。弛言弛懈，澼腸間水也。

澼者言腸澼即痢疾也。

下白沫之數，澼積腸間

積於腸，死而痛刺痛也。

兩端。其閧尤甚。經曰。飲食自倍。腸胃乃傷。又曰。水穀之寒熱。感則害人六腑。夫飲者水也。無形之氣也。經曰。因而大飲則氣逆。或為喘咳。或為水腫。或為嘔吐之類。食者物也。有形之血也。經曰。因而飽食。筋脈橫解。腸澼為痔。或為脹滿。或為積聚。或為諸痛。或為吐利之類。此所謂飲食傷也。經曰。有所勞倦。形氣衰少。穀氣不盛。上焦不行。下脘不通。胃氣熱。熱氣熏胸中。故內熱。又曰。又曰勞則喘息汗出。內外皆越。故氣耗矣。有所勞倦。皆損其氣。氣衰則盡火旺。旺則乘脾。脾主四肢。是故困熱無氣以動。懶於言語。動則喘之。表

陰火即腎火命門火衰腎中陰虛則龍火無藏身之處而浮游於上焦

熱自汗心煩不安此所謂勞倦傷其人受水穀之氣以生胃為水穀之海五臟六腑皆受灌溉若飢飽失度飲食失節未有不傷脾胃者也脾胃一傷元氣必耗心火獨炎心火即下焦陰火心不主令相火代之火與元氣勢不兩立一勝則一負陰火上沖氣高而喘身熱而煩脾胃之氣下陷穀氣不得升浮是春生之令不行無陽以護其營衛乃生寒熱經曰勞者溫之損者溫之溫能除大熱最忌苦寒反傷脾胃東垣於勞倦傷者立補中益氣湯純用甘溫兼行升發使陽春一布萬物敷榮是老於飲食傷者立枳朮丸

病理學總論 十

一補一攻，不敢速化，但使胃强，不復傷耳。此皆發黃之忠盡，後進之標的也。羅謙甫更發其旨，謂脾虛少食，非可尅伐，補之自然能食，是則更有法焉。蓋夫少火寔為生氣之元，故中央之土虛者，則有補母之論存焉。許學士云：腎虛不能化食，譬如釜中水穀，下無火力，何能熟耶？嚴用和云：房勞過度，真陽衰弱，不能上蒸脾土，中州不運，以致飲食不消，脹滿痞塞，須補腎。腎氣若壯，丹田火盛，上蒸脾土，土溫自治矣。余觀之，東垣、謙甫以補土立言，學士（許學士）、用和以助火垂訓。土强則出納自如，火强則轉輸不怠，火為土母，虛則

補其母，治病之常經也。世俗一遇脾胃虛滯，便投麹
蔔
蘿壹、茅香、砂、朴、根甚而黃連、山梔，以爲脾胃良方而
藥害不可勝數矣。不知此皆寔則瀉子之法，因脾胃
有積聚寔火，元氣未衰，邪氣方張，用破氣之劑以瀉
肺金主氣之藏君也，虛而伐之則愈虛，虛而寒之且遏
絕真火生化之源矣。有不敗其氣而絕其穀乎？最可
異者，以參朮爲滯悶之品，畏之不啻砒毒。怪不聞經
云：虛者補之，勞者溫之。又曰：塞因塞用乎？又不聞東
垣云：脾胃之氣寔則枳寔、黃連瀉之，虛則白朮、陳皮
補之乎？又不聞丹溪云：寔火可瀉，芩、連之屬；虛火可

補參芪之屬乎？且飲食初傷，壅成濕熱，元氣未敗，黃連、查麯、麥蘖，其宜也。但土喜燥而惡寒，過劑則脾陽愈弱，而轉從愈難矣。若病稍日久，元氣必虛，陽氣不充，陰寒蓄盛，亦及服黃連，無異於入井而反下石耳。然曰飲食勞倦損傷脾胃，始受熱中，末受寒中，則始宜清熱，終宜溫養，灼然有辨，豈無先後次第乎？夫聖人治未病，不治已病。飲食勞倦既足以傷生，故養生家尤亟於養氣。行欲徐而穩，言欲定而恭，坐欲端而直，聲欲低而和，常于動中習靜，使此身常在太和元氣之中，自有期頤之壽。《長生秘典》曰：內勞神明，外勞

（百歲曰期頤）

形藏衰，反夫掎推房勞較甚，為其形與神交用，精與
氣均傷也。又曰：久立、久坐、久行、久卧，皆能傷人。元氣
勝穀氣，其人瘦而壽；穀氣勝元氣，其人肥而夭。医說
云：飲食到胃，俱以溫和為妙，不問冷物熱物，但細嚼
緩嚥，食能溫矣。秘典曰：食飽之後，解帶摸腹，伸腰徐
行，作噴以通其秘，用呵以去其滯，令飲食下行，方可
就坐。飽坐發痔，曲腰而坐，便成中滿。醉後勿飲冷，飽
餘勿便卧，食後勿怒，怒後勿食。冷熱之物不宜互食。
尊生編云：飲以養陽，食以養陰，食宜常少，亦勿令虛。
不飢强食，不渴强飲，則脾勞發脹。朝勿令飢，夜勿令

絕淡食，則多補。五辛善助火，此調理脾虛之要法也。諺云：滋養不如節勞，服藥不如忌口。斯言雖鄙，頗切理要。識能如此調攝，則土强而臟腑俱安，後天之根本不損，營衛中和，長有壽命矣。

巢氏病源提要

時氣候

時行病者。是春時應暖而反寒。夏時應熱而反冷。秋時應涼而反熱。冬時應寒而反溫。非其時而有其氣。是以一歲之中。病無長少。率相似者。此則時行之氣也。從春分後。其中無暴寒不冰雪。而人有壯熱為病者。此則屬春時陽氣。發於冬時。伏寒變為溫病也。從春分以後。至秋分節前。天有暴寒者。皆為時行寒疫也。一名時行傷寒。此是節候有寒傷於人。非觸冒之過也。若三月四月有暴寒。其時陽氣尚弱。為寒所折病热猶小。五月六月。陽氣已盛。為寒所折。病熱則重。七月八月。陽氣已衰。為寒所折。病熱亦小。其病與温及暑病相似。但治之有殊耳。

温病候

經言春氣温和。夏氣暑熱。秋氣清涼。冬氣冰寒。此四時正氣之序也。冬時嚴寒。萬類深藏。君子固密。則不傷於寒。觸冒之者。乃為傷耳。其傷於四時之氣。皆能為病。而以傷寒為毒者。以其最為殺厲之氣也。即病者為傷寒。不即病者。為寒毒藏於肌骨中。至春變為温病。是以辛苦之人。春夏必有温病者。皆由於冬時觸冒之所致也。凡病傷寒而成溫者。先夏至日為病溫。後夏至日為病暑。至冬復有非節之暖。者為冬溫。與傷寒大異也。

傷寒候

傷寒病者。起自風寒入於腠理。與精氣交爭。榮衛否隔。周行不通。病一日至二日。氣在孔竅皮膚之間。故病者頭痛惡寒。腰背強重。此邪氣在表。洗浴發汗即愈。病三日以上。氣浮在上部。胸心填塞。故頭痛胸中滿悶。當吐之則愈。病五日以上。氣深結在藏。故腹脹身重。骨節煩疼。當下之則愈。

霍亂候

霍亂者。由人溫涼不調。陰陽清濁二氣。有相干亂之時。其亂在於腸胃之間者。因遇飲食而變。發則心腹絞痛。其有先心痛者則先吐。先腹痛者則先利。心腹並痛者。則吐利俱發。挾風而寔者。身發熱頭疼體痛而復吐利。虛者但吐利心腹刺痛而已。亦有飲酒食肉腥膾生冷過度。因居處不節。或露臥濕地。或當風取涼。而風冷之氣。歸於三焦。傳於脾胃。脾胃得冷則不磨。不磨則水穀不消化。亦令清濁二氣。相干脾胃。虛弱則吐利。水穀不消。則心腹脹滿。皆成霍亂。霍亂胃反（脾傷則宿不化 朝食暮吐暮食朝吐 走噎得食即吐二便不通）有三名。一曰胃反，言其胃虛逆，反吐飲食也。二曰霍亂，言其病揮霍之間，便致悶亂也。三曰走哺，言其哺食變逆者也。

痎瘧候

夫痎瘧者，夏傷於暑也。其病秋則寒甚，冬則寒輕，春則惡風，夏則多汗。然均皆作有時，以瘧之始發，先起於毫末，欠伸乃作，寒慄鼓頷，腰脊痛，寒去則外內皆熱，頭痛而渴欲飲。此陰陽上下交爭，虛實更作，陰陽相移也。陽并於陰，則陰實陽虛。陽明虛，則寒慄鼓頷。巨陽虛，則腰背頭項痛。三陽俱虛，陰氣勝，勝則骨寒而痛。寒生於內，故中外皆寒。陽盛則外熱，陰盛則內熱。內外皆熱，則喘而渴，欲飲也。得之夏傷於暑，熱氣盛藏之於皮膚之間，腸胃之外。至秋遇風，或因浴，乃得之。風氣或水氣舍於皮膚之內，與衛氣並居。衛氣者，晝日行陽，此氣得陽而外出，得陰而內薄，是以日作。其間日而作者，謂其氣之舍深，內薄於陰，陽氣獨發，陰邪內著，陰與陽爭不得出，是以間日而作。

癲狂疾

癲者，卒發仆地，吐涎沫，口喎目急，手足繚戾，無所覺知。良久乃甦。狂者，或言語倒錯，或自高賢，或罵詈不

（参看灵枢癫狂病篇）

避親踈。亦有自定之時。皆由血氣虛受風邪所為。人禀陰陽之氣而生。風邪入并於陰則為癲。入并於陽則為狂。陰之與陽皆有虛有實。隨其虛時為邪所并則發。故發癲又發狂。又在胎之時。其母卒然大驚動精氣并居。亦令子發癲。此則小兒而發癲者。非關長大成人。因血氣虛損受風邪而成也。又有五癲。一曰陽癲。二曰陰癲。三曰風癲。四曰濕癲。五曰勞癲。此蓋隨其所感之由而立名。又有牛馬猪雞狗之癲。皆以其癲發之時。声形狀似於牛馬等。故以為名也。

黃病候

病理學

（黄病，即黄疸也）此症由於濕熱交結，胆熱液泄，与胃之濁氣相併。上不得越，下不得泄，熏蒸鬱遏而成也。

黄病者，一身盡疼，發熱，面色洞黃，七八日後，壯熱，口裏消血，當下之，發如豚肝状，其人少腹內急，若其人眼睛澀疼，鼻骨疼，兩膊及項强，腰背急，即是患黃，多大便澀，但令得小便快，即不慮死，不用大便多，多即心腹脹，此由寒濕在表，則熱蓄於脾胃，腠理不開，瘀熱與宿穀相搏，煩鬱不得消，則大小便不通，故身體面目皆變黃色。

痰飲候

痰飲者，由氣脉閉塞，津液不通，水飲停在胸腑，結而成痰。又其人素盛今瘦，水走腸間，漉漉有聲，謂之痰飲

参看

金匱痰飲咳嗽病脉證篇

飲。其病胸脅脹滿。水穀不消。結在腹内兩脅。水入腸胃。動作有聲。体重多唾。短氣好眠。胸背痛。甚則上氣欬逆倚息短氣不能卧。其形如腫是也。脉偏弦為痰。浮而滑為飲。

吐血候

夫吐血者。皆由大虛損及飲酒勞損所致也。但肺者五藏上蓋也。心肝又俱主於血。上焦有邪則傷諸藏。藏傷血下入於胃。胃得血則悶滿氣逆。氣逆故吐血也。但吐血有三種。一曰内衄。二曰肺疽。三曰傷胃。内衄者出血如鼻衄。但不從鼻孔出。是近心肺間津出還流入胃內，或如豆汁，或如衄血，凝停胃表，因即滿悶便吐，或數升乃至一斛是也。肺疽者是飲酒之後毒滿便吐，吐已後有一合二合或半升一升是也。傷胃者是飲酒大飽之後，胃內冷不能消化，則便煩悶，強嘔吐之，所食之物與氣上衝，因傷損胃口，便吐血，色鮮正赤是也。凡吐血之後，体恒奄奄然心裏煩躁悶亂，紛紛顛倒不安。

上氣候

百病皆生於氣，故怒則氣上，喜則氣緩，悲則氣消，恐則氣下，寒則氣收，熱則腠理開而氣泄，驚則氣亂，勞則氣耗，思則氣結。九氣不同：怒則氣逆，甚則嘔血及食而氣逆上；喜則氣和，榮衛通利，故氣緩；悲則心系急，肺葉舉，使上焦不通，榮衛不散，熱氣在中，故氣消；恐則精卻，精卻則上焦閉，閉則氣還，還則下焦脹，故氣不行；寒則經絡凝澁，故氣收聚；熱則腠理開竅，榮衛通，故汗大泄；驚則心無所寄，神無所歸，慮無所定，故氣亂；勞則喘且汗，故氣耗；思則身心有所止，氣留不行，故氣結。

虛勞候

虛勞者，五勞、六極、七傷是也。五勞者，一曰志勞，二曰思勞，六曰心勞，四曰憂勞，五曰瘦勞。又肺勞者短氣而面腫，鼻不聞香臭；肝勞者面目乾黑，口苦，精神不守，恐畏不能獨臥，目視不明；心勞者忽忽善忘，大便苦難，或時鴨溏，口內生瘡；脾勞者舌本苦直，不得咽唾；腎勞者背難俛仰，小便不利，色赤黃而有餘瀝，莖內痛，陰濕，囊生瘡，小腹滿急。六極者：一曰氣極，令人內虛，五藏不足，邪氣多，正氣少，不欲言；二曰血極，令人無顏色，眉髮墮落，忽忽喜忘；三曰筋極，令人數轉筋，十指爪甲皆痛，苦倦不能久立；四曰骨極，令人痠削，齒苦痛，手足煩疼，不可以立，不欲行動；五曰肌極

令人羸瘦無潤澤，飲食不生肌膚。六曰精極，令人少
氣內虛，五藏氣不足，髮毛落，悲傷喜忘。七傷者：一曰
大飽傷脾，脾傷善噫，欲臥，面黃。二曰大怒氣逆傷肝，
肝傷少血目闇。三曰強力舉重，久坐濕地傷腎，腎傷
少精，腰背痛，厥逆下冷。四曰形寒寒飲傷肺，肺傷少
氣，欬嗽鼻鳴。五曰憂愁思慮傷心，心傷苦驚，喜忘善
怒。六曰風雨寒暑傷形，形傷髮膚枯夭。七曰大恐懼
不節傷志，志傷恍惚不樂。男子平人脈大為勞，極虛
亦為勞。男子勞之為病，其脈浮大，手足煩，春夏劇，秋
冬差，陰寒精自出。

病理學　三十

水腫候

腎者主水，脾胃俱主土，土性尅水，脾與胃合，相為表裏，胃為水穀之海，今胃虛不能傳化水氣，使水氣滲溢經絡，浸漬府藏，脾得水濕之氣則病，脾病則不能制水，故水氣獨歸於腎，三焦不瀉，經脈閉塞，故水氣溢於皮膚而令腫也。其狀目裏上微腫，如新卧起之狀，頸脈動時咳，股間冷，以手按腫處，隨手而起，如物裹水之狀，口苦舌乾，不得正偃，偃則欬清水，不得卧，卧則驚，驚則欬甚，小便黄澀是也。水病有五不可治，第一脣黑傷肝，第二缺盆平傷心，第三臍出傷脾，第四足下平滿傷腎。第五背平傷脾。凡此五傷，必不可治。

九蟲候

九蟲者，一曰伏蟲，長四分。二曰蚘蟲，長一尺。三曰白蟲，長一寸。四曰肉蟲，狀如爛杏。五曰肺蟲，狀如蠶。六曰胃蟲，狀如蝦蟇。七曰弱蟲，狀如瓜瓣。八曰赤蟲，狀如生肉。九曰蟯蟲，至微細，形如菜蟲。伏蟲，羣蟲之主也。蚘蟲貫心則殺人。白蟲相生，子孫轉大，長至四五尺，亦能殺人。肉蟲令人煩滿。肺蟲令人咳嗽。胃蟲令人嘔逆吐，喜噦。弱蟲又名膈蟲，令人多唾。赤蟲令人腸鳴。蟯虫居胴腸。多則為痔。極則為癩。並生諸癰疽癬瘻瘑疥等證。亦不必盡有。有亦不必盡多。或偏無者。此諸虫依腸胃之間。若府藏氣實則不為害。若虛則能侵蝕。隨其虫之動。而能變成諸患也。

濕䘌候

濕䘌病由脾胃虛弱。為水濕所乘。腹內虫動。侵食成䘌也。多因下痢不止。或時病後。客熱結腹內所為。其狀不能飲食。忽忽喜睡。綿綿微熱。骨節沉重。齒無色。舌上盡白。細瘡如粟。若上脣生瘡。是虫食五藏。則心煩懊。若下脣生瘡。是虫食下部。則肛門爛開。甚者腐藏皆被食。齒下上齗悉生瘡，齒色紫黑，利血而濕。由水氣也。脾與胃合，俱象土。胃為水穀之海，脾氣磨而消之，水穀之精化為血氣，以養府藏。若脾胃和，則土氣強盛，水濕不能侵之。脾胃虛弱，則土氣衰微，致受於冷，任傷於熱，使水穀不消化，糟粕不實，是則成下利。羸蒸水濕所傷，若時病之後，腸胃虛熱，皆令九蟲因虛動作，侵食五藏，上出喉口，下至肛門。胃虛氣逆，則變嘔噦，蟲食府藏，傷敗，利出於血。如此者，亦與因脾胃虛微，土氣衰弱，為水濕所侵，蟲動成䘌，致名濕䘌也。

諸淋候

諸淋者，由腎虛而膀胱熱故也。膀胱與腎為表裏，俱主水。入小腸，下於胞，行於陰，為溲便也。腎氣通於陰，陰，津液下流之道也。若飲食不節，喜怒不時，虛實不調，則府藏不和，致腎虛而膀胱熱也。膀胱，津液之府，熱則津液內溢而流於睪，水道不通，水不上不下，停積於胞。腎虛則小便數，膀胱熱則水下澀，數而且澀，則淋瀝不宣，故謂之為淋。其狀小便出少而數，小腹弦急，痛引於臍。

四 別症論

治病之道，工者知其难，必研究虚實之变幻、寒熱真假之不齊，庸者反以為易，蓋不知虚虚實實之利害。陰陽造化之深微，不過因症下藥，一時偶中而已。夫人之病情千端萬緒，寧能一一盡焉諸簡編，即載籍極博，亦必賴乎靈敏。丹溪曰：医者臨机應变，如對敵之将，操舟之工，偶一不慎，貽誤無窮。潔古云：運氣不齊，古今易轍，舊方新病，难相符合。許學士云：予讀仲景書，守仲景法，未嘗守仲景方，乃為仲景心也。故医術之要，先尋大意，大意既曉，則條分縷析，脉症分明。

内經曰。知其要者，一言而終；不知其要，流散無窮。歷覌各論，皆以別症為先，嗟嗟，別症甚非易也。脉有雷同，症有疑似，水火亢制，陰陽相類，太實有羸狀，誤補益疾；至虚有盛勢，反瀉含冤。陰症似乎陽，清之必斃；陽症似乎陰，温之轉傷。蓋積聚在中，寔也。甚則嘿嘿不欲語，肢体不欲動，或眩暈眼花，或泄瀉不寔，皆大寔有羸狀，正如食而過飽，反倦怠嗜卧也。脾胃損傷，虚也。甚則脹滿而食不得入，氣不得舒，便不得利，皆至虚有盛候，正如饑而過時，反不思食也。脾腎虚寒，真陰症也。陰盛之極，往往格陽，面目紅赤，口舌破裂，

（水津、針灸也。）

手揚足擲，語言錯妄，有似乎陽症，如嚴冬慘肅而冰澤腹堅。堅為陽剛之象。邪熱未解，真陽症也。陽盛之極，往往發厥。厥則口鼻無氣，手足逆冷，有似乎陰。正如盛夏炎灼，而林木流津。津為陰柔之象也。大抵症既不足憑，當參之脈理；脈又不足憑，當取諸沉候久候。彼假症之發現，皆在表也；故浮取脈而脈亦假焉。真症之隱伏，皆在裡也；故沉候脈而脈可辨耳。且脈之實者，終始不變；脈之虛者，乍大乍小。如與人初交，未得性情善惡之確；必知交既久，方能洞見善惡之真。適當乍大之時，便以為實；適當乍小之時，便以

病理

三六

為虛豈不誤甚必反覆久候則虛寔之真假判然矣然脉辨已真猶未敢恃更察禀之厚薄疾之久新医之誤否合參其究自無遁情且脉之發也類於臟血之变也近於氣調氣者主陽而升調血者主陰而降差之毫厘失之千里独不思人以生死寄我我豈可以輕試圖功彼禍人者無足論矣即偶中者詎可对衾影哉然难明者意难畫者言惟願有志仁壽者讀書之外而於起居嗜卧飲類旁通至於臨症即病机淺易必審症昭昭既標李彰明必小心翼翼明矣慎矣必以精詳操独斷之權毋以疑懼起因循之弊設

有未確關疑。務以脉候反覆參詳。寧可多從本处用力。要知医為司命。功專去病而長生。慎勿舍生而治病。世之為医者。可不三致意乎。

五論治

治法提綱

夫治病者。當知標本。以身論之。外為標。內為本。六府屬陽為標。五藏屬陰為本。臟腑在內為本。十二經絡在外為標。以病論之。人之元氣為本。病之邪氣為標。先受病机為本。後傳病症為標。治病必求其源。而先治為本。古聖之至論也。急則治標。緩則治本。亦後哲之恰言也。夫病在於陰。毋犯其陽。病在於陽。毋犯其陰犯之者，是謂誅伐無過。病之熱者，當察其源，火果寔也，若寒鹹寒以折之；若其寔也，甘寒酸寒以攝之。病之寒者，亦察其源，寒從外也，辛熱辛溫以散之；動於内也，甘溫以益之，辛熱辛溫以佐之。經曰：五臟者，藏精氣而不瀉也，故曰滿不能寔，是有補而無瀉者，此其常也。然偶受邪，則瀉其邪，邪盡即止，是瀉其邪，非瀉臟也。臟不受邪，毋輕犯也。世謂肝無補，之謬也。六腑傳導化物糟粕者也，故曰寔而不能滿。邪客之而為病，乃可攻也，中病乃已，毋盡劑也。病在於經，則治其經；病流於絡，則及其絡。經直絡橫，相維輔也。病從氣分則治其氣虛者温之實者調之病從血分則治其血虛則補肝補脾實則爲熱爲瘀熱者清之瘀者行之因氣病而及血者先治其氣因血病而及氣者先治其血因證互異宜精別之病在於表毋攻其裏病在於裏毋虛其表邪之所在必從而攻之受邪爲本現病爲標如腹脹由於濕者當利水除濕則脹自止是標急於本也當先治其標若因脾虛漸成脹滿夜劇晝靜病屬於陰當補脾陰夜靜晝劇病屬於陽當益脾氣是病從本生本急於標也當先治其本舉二爲例餘可類推矣病屬於虛宜治以緩虛者精

氣奪也。若屬沈痼，亦必從緩。治虛無速法，亦無巧法。蓋已沈痼，凡欲施治，宜有次第。如家貧年久，室内空虛，欲求充裕，非旦夕間事也。病屬於寔，宜治以急。寔者邪氣勝也。邪不速逐，則為害滋甚。故治寔無遲法，且有巧法。如寇盗在家，宜開門急逐，盗去則家安。此病机緩急之法也。故新病者，陰陽相乘，補偏救弊，宜用之偏。久病者，陰陽漸虧，扶元養正，宜用其平。若久病誤以重藥投之，徒增其竭絶耳。至如藥性之溫者，於時為春，所以生萬物者也。藥性之熱者，於時為夏，所以長萬物者也。藥性之涼者，於時為秋，所以肅萬物者也。藥性之寒者，於時為冬，所以殺萬物者也。夫元氣不足者，須以甘溫之劑補之。如陽春一至，生機勃勃也。元氣不足而至於過極者，所謂大虛必挾寒，須以辛熱之劑補之。如時際炎蒸，生氣暢遂也。熱氣有餘者，須以甘涼之劑清之。如涼秋一至，溽燔如失也。邪氣盛滿而至於過極者，所謂高者抑之，須以苦寒之劑瀉之。如時值隆冬，陽氣潛藏也。故凡溫熱之劑均為補虛，寒涼之劑均為瀉實。元氣既虛，已無春夏生長之機，僅有秋冬肅殺之氣。虛之既久，不免於熱。倘不詳察虛實，便以寒涼之劑投之，是病方肅殺而医復肅殺之其能活人乎陽爲發育之首經曰陽密則陰亦固是所重在陽也又曰陽氣者若天與日失其所則折壽而不彰古聖哲莫不喜陽即丹溪主於補陰亦云實火可瀉芩連之屬虛火可補參芪之屬今人但知有火而不分虛實喜用寒涼者是欲使斯民折壽而不彰耶

化源論

夫不取化源。而逐病求療者。猶草木將萎。枝葉踡攣。不知固其根蒂。灌其本源。而但潤其枝葉。雖欲不槁。焉可得耶。經曰。資其化源。又曰。治病必求其本。垂訓諄諄。昭如日月。無非專重源本耳。苟舍本從標。不惟不勝治。終亦不可治。故曰。識標只取其本。治千人無一損。如脾土虛者。溫燥以益火之源。肝木虛者。濡潤以壯水之主。肺金虛者。甘緩以培土之基。心火虛者。酸收以滋木之宰。腎水虛者。辛潤以保金之宗。此治虛之本也。木欲寔。金當平之。火欲寔。水當平之。土欲

寔者，強也。

寔木當平之金欲寔火當平之水欲寔土當平之此治寔之本也金爲火制瀉心在保肺之先木受金殘平肺在補肝之先土受木賊瀉肝在生脾之先水受土乘清脾在滋腎之先火承水制抑腎在養心之先此治邪之本也金太過則木不勝而金亦虛火來爲母復讎木太過則土不勝而水亦虛金來爲母復讎承太過則火不勝而水亦虛土來爲母復讎火太過則金不勝而火亦虛水來爲母復讎此皆亢而承制法當平其所復扶其不勝無翼其勝無贊其復此治復之本也豈於陰陽虛實寒真假意全無辨言之

中者中其内也。傷者傷其外也。中者深，傷者淺。

不盡。即六淫易着。然風兼寒當從温散。兼熱當從辛涼。受寒獨寒當從温補。兼濕當從温滲。中暑當從清解。傷暑當兼益氣。濕外受當從發散，內生當從燥滲。濕寒温散。濕熱清利。燥本枯槁之象，大半火燥金水受傷。然亦有陰寒太過，津液收藏，猶肅殺凜冽之後，陽和之水，皆成堅冰，燥裂矣。火之原，原在水中。而與元氣勢不兩立。故有火者必元氣傷者半。陰水虧者半。正治益熾。從治乃息。即曰驟受外邪，可以暫行清利。然六淫皆爲客氣，未有不兼內傷者也。傷多傷少。孰寔孰虛，標本既明，輕重乃別，斯無誤矣。医司人命。

可不慎歟。

製方和劑治療大法

灵樞曰：人之血氣精神者，所以奉生而周於性命者也。經脈者，所以行血氣而營陰陽，濡筋骨，利關節者也。衛氣者，所以溫分肉，充皮膚，肥腠理，司開闔者也。志意者，所以御精神，收魂魄，適寒溫，和喜怒者也。是故血和則經脈流行，營覆陰陽，筋骨勁強，關節清利矣。衛氣和則分肉解利，皮膚調柔，腠理緻密矣。志意和則精神專直，魂魄不散，悔怒不起，五藏不受邪矣。寒溫和則六府化穀，風痺不作，經脈通利，肢節得安矣。故虛寔者諸病之根本也。補瀉治療之綱紀也。經曰邪之所湊。其氣必虛。凡言虛者。精氣奪也。凡言寔者。邪氣勝也。是故虛則受邪。邪客為寔。經曰邪氣盛則寔。精氣奪則虛者此耳。偏邪重於本。則以瀉之為補。是瀉中有補也。本重於邪。則以補為瀉。是補中有瀉也。且升降者。病机之要括也。升為春氣。為風化。為木象。故升有散之之義。降為秋氣。為燥化。為金象。故降有斂之之義。如飲食勞倦。則陽氣下陷。宜升陽益氣。瀉利不止。宜升陽益胃。鬱火內伏。宜升陽散火。[illegible]溫洞泄。宜升陽除濕。此類宜升之之也。如陰虛則[illegible]

足以制火。火空則發而炎上。其爲證也。欬嗽多痰吐血鼻衄。頭疼齒痛。口苦舌乾。骨蒸寒熱。是謂上熱下虛之候。宜用麥冬貝母枇杷葉白芍藥牛膝五味子之屬。以降氣。氣降則火自降。而氣自歸元。更有益六以滋水添精之藥。以救其本。則諸證自瘳。此類宜降之之也。更有寒因塞用者。如脾虛中焦作脹。腎虛氣不歸源。以致上焦逆滿。用人參之甘以補元氣。五味子之酸以收虛氣。則脾得健運而脹自消。腎得斂藏而氣自歸。上焦清泰而逆滿亦平矣。道因通用者。如傷寒挾熱下利。或中有燥糞。必用調胃承氣湯下之乃要傷暑滯下不休。得六一散清熱除積乃愈。然治寒以熱。治熱以寒。此正治也。如熱病良用熱攻。寒病而良用涼劑。乃從治也。蓋声不同不相應。氣不同不相合。大寒大熱之病。必能與異氣相拒。善治者乃反其佐以同其氣。使令寒熱参合。使其始同終異。如熱在下而上有寒邪拒格。則寒藥中入熱藥為佐。內經曰若調寒熱之逆。冷熱必行。則熱藥冷服。下嗌之後冷體既消。熱性隨發。寒在下而上有浮火拒格。則熱藥中入寒藥為佐。下膈之後。熱氣既散。寒性隨發。不違情而致大益。病氣隨愈。嘔噦皆除。所謂寒因熱用熱因寒用。夜同声易於相應。同氣易於相合。而無扞格之患。經曰。必先其所主。而伏其所因也。譬之人火。可以濕伏。可以水滅。酒之小者似之。大者則若龍雷之火。逢濕則焰。見水益燔。太陽一照。火即自息。此至理也。用熱遠熱者。是病本於寒。法應熱治。所投熱劑。僅使中病。毋令過焉。過則反生熱病矣。用寒遠寒者。病本於熱。法應寒治。所投寒劑。僅使中病。毋令過焉。過則反生寒病矣。故益陰宜遠苦寒以傷胃。益陽宜遠辛散以泄氣。秋風勿過燥。清暑毋輕下。產後忌寒涼。帶下忌破濇。夫天地四時之氣。行乎六合之間人處氣交之中。亦必因之而感。春氣生而升。夏氣長而散。長夏之氣化而耎。秋氣收而斂。冬氣藏而沉。人身之氣。自然相通。其生者順之。長者敷之。化者助之。收者肅之。藏者固之。此藥之順乎天者也。春溫夏熱。元氣外泄。陰精不足。藥宜養陰。秋涼冬寒。陽氣潛藏。勿輕開通。藥宜養陽。此藥之因時制用。補不足以和其氣者也。然戒勿伐天和而又防其太過。所以体天地之大德也。昧者舍本從標。春用辛涼以伐木。夏用鹹寒以益火。秋用苦溫以泄金。冬用辛熱以涸水。謂之時藥。殊失内經逆順之理。夏月伏陰。冬月伏陽。推之可知矣。然而一氣之中。初同終異。一日之內。寒熯迥殊。且有乘戾失常之時。大暑之候。而得寒證。大寒之候。而得熱證。證重於時。則舍時從證。時重於證。則舍證從時。六氣太過爲六淫。六淫致疾爲客病。以其天之氣。從外而入也。七情動中爲主病。以其人之氣。從內而起也。此用藥權衡主治之大法。萬世遵守之常經。雖聖哲復起。莫可變更也。然有性稟偏陰偏陽。又當從法外之治。假如性偏陰虛。雖當隆冬。陰精虧竭。水既不足。不能制火。陽無所依。外泄爲熱。或反汗出。藥宜滋陰。設從時令。誤辛溫。勢必立斃。假如性偏陽虛。雖當盛夏。陽氣不足。不能外衛其表。表虛不任風寒。濾漸戰慄。思得熱食。及御重裘。是雖天令之熱。亦不足以敵真陽之虛。病屬虛寒。藥宜溫補。設從時令。誤用苦寒。亦必立斃。故变通合宜之妙。存乎其人。且人禀天地陰陽之氣以有生。而强弱莫外乎天地之運氣。當天地初闢。氣化濃密。則受氣常純。及其久也。氣化漸薄。則受氣常弱。故上古之人。度百歲乃去。今則七十為古稀矣。蓋天地亂氣漸薄。人亦因之漸弱。以致存數精神。既已漸滅。則血氣脏腑。亦因之漸衰。而用藥亦漸變。不可執泥古法。輕用峻利。況時當亂世。習競日深。斲喪戕賊。难解难遏。於是元氣轉薄。疾病叢生。虛多寔少。臨症施治。專防尅伐。多事温補。痛戒寒涼。抵當承氣。日就減少。補中歸脾。日就增多。此今日治法之急務也。設使病宜用熱。亦當先之以温。病宜用寒。亦當先之以清。縱有積滯宜消。必須先養胃氣。縱有邪氣宜祛。必須隨時踈散。不得過劑。以損傷氣血。氣血者。人之所賴以生者也。氣血充盈。則百邪外禦。病安從來。氣血一虧。則諸邪輻輳。百病叢生。世人之病。十有九虛。医師之藥。百無一補。豈知用藥一誤。則寔者虛。虛者死。是死於藥。而非死於病也。且古人立方。既有照膽之朗識。復盡活人之苦心。有是病。方下是藥。分兩多而藥味寡。譬如勁兵專走一路。則足以破壘擒王矣。後人既無前人之識見。徒存應世之游移。分兩減而藥味多。譬猶廣設攻治。以庶幾於一遇。嗟乎。術雖疏而心更苦矣。品類既繁。攻治必雜。病之輕者。固偶而愈。病之重者。豈能一得乎。然藥雖有大力之品。終屬草木之華。必藉人之正氣為倚附。方得運行而獲效。如中氣餒極。雖投硝黃。不能迅下也。榮陰枯槁。雖投羌麻。不能得汗也。元陽脫盡。雖投熱藥。不覺熱也。真陰耗極。雖投寒藥。不覺寒也。正

氣血傷雖投補藥。不覺補也。非医者立見不能。病人專心守一。焉有日進功成之益哉

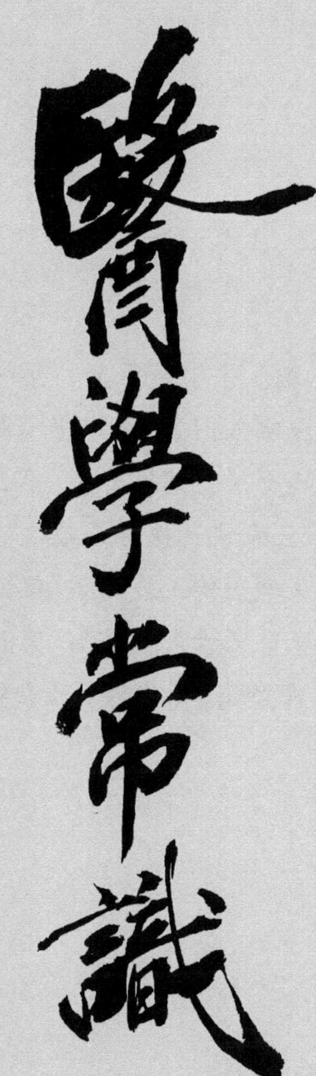
醫學常識

《医学常识》引言

《医学常识》为福州中医专门学校教材之一，郑抡编。全书分五章，第一章讲述先哲名言之宜服膺，包括林逋《省心录》、李梴《医学入门》、李中梓《医宗必读》、缪希雍《本草经疏》、陈实功《外科正宗》、龚廷贤《万病回春》；第二章讲述医书评骘之宜注意，主要写四库全书简明目录；第三章讲述医学原委之宜了解，包括明吕复《医门群经辨论·古方论》，明虞抟《医学正传·或问》；第四章讲述医家特长之宜参究，包括明王纶《明医杂著》、徐春甫《古今医统》；第五章讲述医经诵读之宜会通，摘录《徐灵胎全集》中的《难经论》《伤寒论》《金匮论》《脉经论》。

私立福州中醫專校

醫學常識（一）

緒論

閩侯鄭　掄邁庵編輯

吾國醫學素稱奥妙欲求得其常識以樹始基者是亦今日所必要也蓋病之呈候無窮藥之見功不易病萬變藥亦萬變若非正本清源早窺門逕則後來處方用意未有不先誤於此焉慨自世風不古醫道衰微靈蘭秘典爲大聖所傳保至今者後人竟權飾妄造承藉以盜名漁利問其流品如何則有狡獪之徒未遑澤古長沙家法既恬然不知而妄自矜夸儼如華佗再世偶爲查取師承是曾於陳修園遺著畧窺一二矣可恥孰甚更有胸無點墨綽號没字碑者竊聞長老緒餘一知半解便大言不慚詡詡然誇於衆曰吾獨得有秘訣迨及延聘議方宿學者引經據典對症施藥彼則痴如木偶不知所云是最足貽人口實矣尚有藥肆中人日與方劑相接觸代人治病售其藥物習之既久而見獵心喜曰吾若再讀藥性賦及時方歌括便足以懸壺問世矣此更何如獻醜也凡此者毫無常識彼病家偏委命於茲死且不悔是何故也曰咎在習俗難移尙虛譽不求實際故此輩得逞其志也然則醫術凌夷危如累卵不幸至此今日欲將其道而昌明之學者亦惟於常識一事先爲講究庶壽世活人職責所在思過半矣

第一章　先哲名言之宜服膺

林逋省心錄

論醫

無恆德者不可以作醫人命死生之繫庸人假醫以自誣其初則要厚利虛實補瀉未必適當幸而不死則呼需百出病者甘心以足其欲不幸而斃則曰飲食不知禁嗜欲有所違非藥之過也厚載而出死者何辜焉世無扁鵲望而知死生無華佗滌腸以愈疾輕以性命託庸醫何如謹致疾之因固養生之本以全天年耶嗚呼悲夫

醫學集成

醫學須會羣書之長

醫之爲道非精不能明其理非博不能至其約是故前人立教必使之先讀儒書明易理素難本草脈經而不少畧者何也蓋非四書無以通義理之精微非易無以知陰陽之消長非素問無以識病非本草無以識藥非脈經無以從診候而知寒熱虛實之證故前此數者缺一不可且人之生命至重病之變化無窮年有老幼稟有厚薄治分五方令別四時表裏陰陽寒熱須辯臟腑經絡氣血宜分六氣之交傷七情之妄發運氣變遷不常製方緩急尤異更復合其色

私立福州中醫專校

脈問其起居證有相似治實不同聖賢示人畧舉其端而已後學必須會羣書之長參所見而施治之然後爲可

九靈山房集

醫儒同道

金華戴叔明曰醫以活人爲務與吾儒道最切近自唐書列之技藝而吾儒不屑爲之世之習醫者不過誦一家之成說守一定之方以幸病之偶中不復深爲探索上求聖賢之意以明夫陰陽造化之會歸又不能博極群書採擇衆議以資論治之權變甚者至於屏棄古方附會臆見展轉以相迷而其爲患不少矣是豈聖賢慈惠生民之盛意哉

徐春甫古今醫說

五難

宋濂曰嗚呼醫其難言矣乎人之生也與天地之氣相爲流通養之得其道則百順百邪去苟失其養內傷於七情外感於六氣而疾生焉醫者從而治之必察其根本枝末其實也從而損之其虛也從而益之陰平陽秘自適厥中蠱工或昧乎此實實虛虛損不足而益有餘病之能起者鮮矣此其難一也氣血之運必有以疏載之左右手足各備陰陽者三陽既有太少矣而

又有陽明者何故兩陽合明之義也陰既有太少矣而又有厥陰者何故兩陰交盡之義也何經受病宜用何劑治之治之固不難又當知有別經之藥能循此法則無疾弗瘳矣醫工不辨十二經而一槩施之譬猶羅雀於江罾魚於林萬一或幸而得之豈理也哉此其難二也歲氣各有不同攻治亦異其宜曰升降曰浮沉吾則順而承之曰寒熱曰温凉吾則逆而反之庶幾能全其天和不致顛倒錯謬醫工則倀倀然當順則反逆當逆則反順如盲人適野不辯乎東西此其難三也病有寒熱熱者當投凉寒者宜劑之以温此恆理也然寒熱之勢方劇而遽欲反之必扞格而難入熱因熱用寒因寒用其始則同其終則異庶幾能成其功醫工則不察而混治之此其難四也藥性有陰陽而不專於陰陽有所謂陽中之陰陰中之陽差之毫釐謬以千里醫工則不覈輕重而妄投之此其難五也

醫業不精反爲夭折

相彼天下之人所重者生也生之所繫者醫也醫之所原者理也上古有黃帝岐伯扁鵲華佗蘇死更生醒魂奪命之術以至三代而降學是者疏莽聊畧不致精元時時有賊夫人者何也蓋於陰也而體之以陽陽也而擬之以陰虛也而推之以實實也而度之以虛外也而揣之以內內也而像之以外急也而料之以緩緩也而億之以急進也而窺之以退退也而探之以進

孟浪以診其脈浮淺以察其證蒼黃以稽其聲恍惚以徵其色所以顛倒用朦瞶之工舛差施聾盲之藥斬綿綿未艾之年絕婉婉方增之齒俾含枉而下世抱屈而歸泉天下之夭折者誠爲庶哉吁嗟醫本活人學之不精反爲夭折

李梴醫學入門

習醫規格

醫司人命非質實而無僞性靜而有恆眞知陰功之趣者未可輕易以習醫志既立矣却可商量用工每早對先天圖靜坐玩讀孝經論語小學大有資力者次及全部四書古易白文及書經洪範無逸堯典

理會大意不必强記

蓋醫出於儒非讀書明理終是庸俗昏昧不能疏通變化每午將入門大字從頭至尾逐段誦讀必一字不遺若出諸口

如欲專小科則亦不可不讀大科欲專外科則亦不可不讀內科蓋因此識彼則有之未有通於彼而塞於此者惟經涉淺深生熟故有分科不同

熟讀後潛思默想究竟其間意義稍有疑難檢閱古今名家方書以廣聞見或就有德高明之

私立福州中醫專校

士委曲請問。陶節庵云。但不與俗人言耳。蓋方藥不外於本草素難。及張劉李朱。縱有小方捷徑。終不是大家數。慎不可爲其誣惑。入門書既融會貫通。而後可成一小醫。愈加靜坐玩讀儒書。稍知陰陽消長。以已喻人。由親及疎。自料作車於室。天下合轍。然後可以應人之求。及其行持。尤不可無定規。每五鼓清心靜坐。及早起。仍玩儒書一二。以雪心源。

時時不失平旦之氣爲妙。

及其爲人診視。先問證起何日。從頭至足。照依傷寒初證雜證及內外傷辨法。逐一詳問。證雖重而門類明白者。不須診脉亦可議方。證雖輕而題目未定者。必須仔細察脉。

男必先左後右。女必先右後左。所以順陰陽升降也。

先單看以知各經隱曲。次總看以決虛實死生。既診後。對病家言必以實。或虛或實。可治易治難治。說出幾分證候。以驗自已精神。如有察未及者。直令說明。不可牽强文飾。務宜從容擬議。不可急迫激切。以至恐嚇。如診婦女。須託其至親。先問證色與舌。及所飲食。然後隨其所便。或證重而就牀隔帳診之。或證輕而就門隔帷診之。亦必以薄紗罩手。

貧家不便。醫者自袖薄紗。

寡婦室女。愈加敬謹。此非小節。及其論病。須明白開論辨析。斷其爲內傷外感。或屬雜病。或屬

私立福州中醫專校

陰虛或內傷而兼外感幾分或外感而兼內傷幾分論方據脉指下所定不可少有隱秘依古成法參酌時宜年紀與所處順逆及曾服某藥否

婦女如經水胎產等

雖本於古而不泥於古真如見其臟腑然後此心無疑於人亦不枉誤用藥之際尤宜仔細

某經病以某藥爲君某爲監制某爲引使

凡劑料本當出自醫家庶乎新陳炮炙一一合則況緊急丸散豈病家所能卒辦但有病家必欲自製者聽其意向須依本草註下古法脩合不可逞巧以傷藥力病機稍有疑滯而藥不甚效者姑待五鼓靜坐潛心推究其源再爲診察改方必無不愈治病既愈亦醫家分內事也縱守清素藉此治生亦不可過取重索但當聽其所酬如病家亦貧一毫不取尤見其仁且廉也

蓋人不能報天必報之如是而立心而術有不明不行者哉

或問一言爲約曰不欺而已讀入門書而不從頭至尾零星熟得一方一論而便謂醫者欺也熟讀而不思悟融會貫通者欺也悟後而不早起靜坐調息以爲診視之地者欺也診脉而不以實告者欺也論方用藥潦草而不精詳者欺也病愈後而希望貪求不脫市井風味者欺也

蓋不患醫之無利特患醫之不明耳

正己、正物

私立福州中醫專校

屢用屢驗而心有所得不纂集以補報天地公於人人者亦欺也欺則天良日以蔽塞而醫道終失不欺則良智益發揚而醫道愈昌欺不欺之間非人之所能與也

小兒衛生總微論方

醫工論

凡爲醫之道必先正己然後正物正己者謂能明理以盡術也正物者謂能用藥以對病也如此然後事必濟而功必著矣若不能正己豈能正物不能正物豈能愈疾今冠於篇首以勸學者

凡爲醫者性存溫雅志必謙恭動須禮節舉乃和柔無自妄尊不可矯飾廣收方論博通義理明運氣曉陰陽善診切精察視辨眞僞分寒熱審標本識輕重疾小不可言大事易不可云難貧富用心皆一貴賤使藥無別苟能如此於道幾希反是者爲生靈之巨寇

凡爲醫者遇有請召不擇高下遠近必赴如到其家須先問曾請醫未曾又問曾進是何湯藥已未經下乃可得知虛實也如已曾經下卽虛矣更可消息參詳則可無悞又治小兒之法必明南北稟受之殊必察土地寒溫之異不可一同施治古人最爲慎耳

情有三

病人之情

私立福州中醫專校

李中梓醫宗必讀

不失人情論

嘗讀內經至方盛衰論而殿之曰不失人情未嘗不瞿然起喟然嘆軒岐之入人深也夫不失人情醫家所甚急然戛戛乎難之矣大約人情之類有三一曰病人之情二曰傍人之情三曰醫人之情

所謂病人之情者五臟各有所偏七情各有所勝陽臟者宜凉陰臟者宜熱耐毒者緩劑無功不耐毒者峻劑有害此臟氣之不同也動靜各有欣厭飲食各有愛憎性好吉者危言見非意多憂者慰安云僞未信者忠告難行善疑者深言則忌此好惡之不同也富者多任性而禁戒勿遵貴者多自尊而驕恣悖理此交際不同也貧者衣食不周況乎藥餌賤者焦勞不適懷抱可知此調治之不同也有良言甫信謬說更新多岐亡羊終成畫餅此無主之爲害也有最畏出奇惟求穩當車薪杯水難免敗亡此過慎之爲害也有境緣不偶營求未遂深情牽掛良藥難醫此得失之爲害也有性急者遭遲病更醫而致雜投有性緩者遭急病濡滯而成難挽此緩急之爲害也有參朮沾脣懼補心先痞塞硝黃入口畏攻神即飄揚此成心之爲害也有諱疾不言有隱情難告甚而故隱病狀試醫以脉不知自古神聖未有舍望聞問而獨憑一脉者

傍人之情

醫人之情

且如氣口脉盛則知傷食至於何日受傷所傷何物豈能以脉知哉此皆病人之情不可不察者也

所謂傍人之情者或執有據之論而病情未必相符或與無本之言而醫理何曾夢見或操是非之柄同我者是之異己者非之而眞是眞非莫辨或執膚淺之見頭痛者救頭脚痛者救脚而執標執本誰知或尊貴執言難抗或密戚偏見難回又若薦醫動關生死有意氣之私厚而薦者有庸淺之偶效而薦者有信其利口而薦者有貪其酬報而薦者甚至薰蕕不辨妄肆品評譽之則跖可爲舜毀之則鳳可作鴞致懷奇之士拂衣而去使深危之病坐而待亡此皆傍人之情不可不察者也

所謂醫人之情者或巧語誑人或甘言悅聽或强辨相欺或危言相恐此便佞之流也或結納親知或修好僮僕或營求卜薦或不邀自赴此阿諂之流也有腹無藏墨詭言神授目不識丁假託秘傳此欺詐之流也有望聞問切漫不關心枳朴歸苓到手便撮妄謂人愚我明人生我熟此孟浪之流也有嫉妒性成排擠爲事陽若同心陰爲浸潤是非顛倒朱紫混淆此讒妒之流也有貪得無知輕忽人命如病在危疑良醫難必極其詳慎猶冀回春若輩貪功妄投輕劑至於敗壞嫁謗自文此貪倖之流也有意見各持異同不決曲高者和寡道高者謗多一齊之

傳幾何。衆楚之咻易亂。此庸淺之流也。有素所相知。苟且圖功。有素不相識。偶延辨證。病家既不識醫。則倏趙倏錢。醫家莫肯任怨。則惟芩惟梗。或延醫衆多。互相觀望。或利害攸係。彼此避嫌。惟求免怨。誠然得矣。坐失機宜。誰之咎乎。此由知醫不眞。而任醫不專也。

凡若此者。孰非人情。而人情之詳。尙多難盡。聖人以不失人情爲戒。欲令學者思之愼之。勿爲陋習所中耳。雖然必期不失。未免遷就。但遷就既礙於病情。不遷就又礙於人情。有必不可遷就之病情。而復有不得不遷就之人情。且奈之何哉。故曰戛戛乎難之矣。

行方智圓心小膽大論

孫思邈之祝醫者曰。行欲方而智欲圓。心欲小而膽欲大。嗟乎。醫之神良。盡乎此矣。宅心醇謹。舉動安和。言無輕吐。目無亂觀。忌心勿起。貪念罔生。毋忽貧賤。毋憚疲勞。檢醫典而精求。對疾苦而悲憫。如是者謂之行方。禀賦有厚薄。年歲有老少。身形有肥瘦。性情有緩急。境地有貴賤。風氣有柔强。天時有寒熱。晝夜有輕重。氣色有吉凶。聲音有高下。受病有久新。運氣有太過不及。知常知變。能神能明。如是者謂之智圓。望聞問切宜詳。補瀉寒熱須辨。嘗思人命至重。冥報難逃。一旦差訛。永劫莫懺。烏容不愼。如是者謂之心小。補即補而瀉即瀉。熱斯熱而寒斯寒。抵當承氣。時用回春。薑附理中。恒投起死。析理詳明。勿持兩可。如是者謂之膽大。四者似分而實合也世未有詳謹之士執成法以傷人靈變之人敗名節以損已行方者智必圓也心小則惟懼或失膽大則藥知其證或大攻或小補似乎膽大不知不如是則病不解是膽大適所以行其小心也故心小膽大者合而成智圓心小膽大智圓者合而成行方也世皆疑方則有碍乎圓小則有妨乎大故表而出之

繆希雍本草經疏

祝醫五則

凡人疾病皆由不惜衆生身命竭用人財好殺禽獸昆蟲好箠楚下賤甚則枉用毒刑加諸無罪種種業因感此苦報業作醫師爲人司命見諸苦惱當興悲憫詳檢方書精求醫道諦察深思務期協中常自思惟藥不對病病不對機二旨或乖則下咽不返人命至重冥報難逃勿爲一時衣食自貽莫懺之罪於千百劫戒之哉宜懼不宜喜也

凡爲醫師當先讀書凡欲讀書當先識字字者文之始也不識字義寧解文理文理不通動成窒礙雖詩書滿目於神不染觸途成滯何由深入譬諸面牆亦同木偶望其拯生民之疾苦顧不難哉故昔稱太醫今曰儒醫太醫者讀書窮理本之身心驗之事物戰戰兢兢求中於道造次之際罔敢或肆者也外此則俗工耳不可以言醫矣

私立福州中醫專校

凡爲醫師當先識藥藥之所產方隅不同則精粗頓異收采不時則力用全乖又或市肆飾僞足以亂眞苟非確認形質精詳氣味鮮有不爲其誤者譬諸將不知兵立功何自醫之於藥亦猶是耳既識藥矣宜習修事雷公炮炙固爲大法或有未諳可以意通必須躬親勿圖苟且譬諸飲食烹調失度尚不益人反能增害何況藥物關於軀命者也可不愼諸

凡作醫師宜先虛懷靈知空洞本無一物苟執我見便與物對我見堅固勢必輕人我是人非與境角立一靈空竅動爲所塞雖日親至人終不獲益白首故吾良可悲已執而不化害加於人淸夜深思宜生愧耻況人之才識自非生知必假問學問學之益廣博難量脫不虛懷何由納受不恥無學而恥下問師心自聖於道何益苟非至愚能不儆省乎

醫師不患道術不精而患取金不多舍其本業專事旁求假寵貴人冀其口吻以希世重縱得多金無救苦力念當來世豈不酬償作是思維是苦非樂故當勤求道術以濟物命縱有功效任其自酬勿責厚報等心施治勿輕貧賤如此則德植厥躬鬼神幽贊矣

上來所祝五條皆關切醫師才品道術利濟功過仰願來學俯從吾祝則進乎道而不囿於技矣詎非生人之至幸斯道之大光也哉

陳實功外科正宗

醫家五戒十要

一戒凡病家大小貧富人等請觀者便可往之勿得遲延厭棄欲往而不往不爲平易藥金毋論輕重有無當盡力一例施與自然陰騭日增無傷方寸

二戒凡視婦女及孀婦尼僧人等必候侍者在傍然後入房診視倘傍無伴不可自看假有不便之患更宜眞誠窺覩雖對內人不可談此因閨閫故也

三戒不得出脫病家珠珀珍貴等送家合藥以虛存假換如果該用令彼自製入之倘服不效自無疑謗亦不得稱讚彼家物色之好凡此等非君子也

四戒凡救世者不可行樂登山攜酒遊玩又不可非時離去家中凡有抱病至者必當親視用意發藥又要依經寫出藥帖必不可杜撰藥方受人駁問

五戒凡娼妓及私夥家請看亦當正己視如良家子女不可他意見戲以取不正視畢便回貧窘者藥金可璧看回只可與藥不可再去以希邪淫之報

一要先知儒理然後方知醫理或內或外勤讀先古明醫確論之書須旦夕手不釋卷一一參明融化機變印之在心鑿之於目凡臨證時自無差謬矣

二要選買藥品必遵雷公炮炙藥有依方脩合者又有因病隨時加減者湯散宜近備丸丹須

私立福州中醫專校

預製常藥愈久愈靈丸藥越陳越異藥不吝珍終久必濟
三要凡鄉井同道之士不可生輕侮傲慢之心切要謙和謹慎年尊者恭敬之有學者師事之
驕傲者遜讓之不及者薦拔之如此自無謗怨信和爲貴也
四要治家與治病同人之不惜元氣斲喪太過百病生焉輕則支離身體重則喪命治家若不
固根本而奢華費用太過輕則無積重則貧窘
五要人之受命於天不可負天之命凡欲進取當知彼心順否體認天道順逆凡順取人緣相
慶逆取子孫不吉爲人何不輕利遠害以防還報之業也
六要凡里中親友人情除婚喪疾病慶賀外其餘家務至於饋送來往之禮不可求奇好勝凡
殞只可一魚一菜一則省費二則惜祿謂廣求不如儉用
七要貧窮之家及遊食僧道衙門差役人等凡來看病不可要他藥錢只當奉藥再遇貧難者
當量力微贈方爲仁術不然有藥而無火食者命亦難保也
八要凡有所蓄隨有大小便當置買產業以爲根本不可收買玩器及不緊要物件浪費錢財
又不可做銀會酒會有妨生意必當一例禁之自絕謗怨
九要凡室中所用各様物具俱要精備齊整不得臨時缺少又古今前賢書籍及近時明公所

私立福州中醫專校

刊醫理詞說必尋参看以資學問此誠爲醫家之本務也

十要凡奉官衙所請必要速去無得怠緩要誠意恭敬告明病源開具方藥病愈之後不得圖求匾禮亦不得言說民情至生罪戾

龔廷賢萬病回春 (十本)

醫家十要

一存仁心乃是良箴博施濟衆惠澤斯深

二通儒道儒醫世寶道理貴明羣書當考

三精脉理宜分表裏指下既明沉疴可起

四識病原生死敢言醫家至此始稱專門

五知氣運以明歲序補瀉溫涼按時處治

六明經絡認病不錯臟腑洞然今之扁鵲

七識藥性立方應病不辨溫涼恐傷性命

八會炮製火候詳細太過不及安危所係

九莫嫉妒因人好惡天理昭然速當悔悟

私立福州中醫專校

十勿重利。當存仁義。貧富雖殊。藥施無二。

病家十要

一擇明醫、於病有裨。不可不慎。生死相隨。

二肯服藥、諸病可却。有等愚人。自家擔閣。

三宜早治、始則容易。履霜不謹。堅冰卽至。

四絕空房、自然無疾。倘若犯之。神醫無術。

五戒腦怒、必須省悟。怒則火起。難以救護。

六息妄想、須當靜養。念慮一除。精神自爽。

七節飲食、調理有則。過則傷神。太飽難剋。

八慎起居、交際當祛。稍若勞役。元氣愈虛。

九莫信邪、信之則差。異端誑謗。惑亂人家。

十勿惜費、惜之何謂。請問君家。命財孰貴。

醫家病家通病

一南方人有患病者。每延醫至家。診視後、止索一方。命人購藥於市。不論藥之眞僞。有無炮製。

輒用服之不效不責巳之非惟責醫之庸明日遂易一醫如是者數日致使病證愈增而醫人亦惑亂莫知其所以誤也吁此由病家之不明歟

一北方人有患病者每延醫至家不論病之輕重乃授一二金而索一方劑刻時奏效否則即復他求朝秦暮楚殊不知人禀有虛實病感有淺深感冒腠理之疾一二劑可愈至於內傷勞瘵之證豈投一二劑可愈哉此習俗之弊悞於人者多矣惟智者辨之

一醫道古稱仙道也原爲活人今世之醫多不知此義每於富者用心貧者忽畧此固醫者之恆情殆非仁術也以余論之醫乃生死所寄責任匪輕豈可因其貧富而我爲厚薄哉告我同志者當以太上好生之德爲心慎勿論貧富均是活人是亦陰功也

一凡病家延醫乃寄之以生死理當敬重慎勿輕藐貧富不在論財自盡其誠稍褻之則非重命者耳更有一等背義之徒本得醫人之力病愈思財假言昨作何福易某人藥所爲吝財之計不歸功於一人吁使不得其利又不得其名此輩之心亦不仁之甚

一常見今時之人每求醫治令患者臥於暗室帷帳之中並不告以所患止令切脈至於婦人多不之見豈能察其聲色更以錦帕之類護其手而醫者又不便於詰問縱使問之亦不說此非欲求愈病將以難醫殊不知古之神醫尚且以望聞問切四者缺一不可況今之醫未必如

古之神安得以一切脈而洞知臟腑也耶余書此奉告世之患者延醫至家罄告所患令醫者對證切脈了然無疑則用藥無不效矣昔東坡云吾求愈疾而已豈以困醫爲事哉

一吾道中有等無行之徒專一誇已之長形人之短每至病家不問疾痾惟毀前醫之過以駭患者設使前醫用藥盡是何復他求蓋爲一時或有所偏未能奏效豈可概將前藥爲庸耶夫醫乃仁道況授受相傳原係一體同道雖有毫末之差彼此亦當護庇愼勿訾毀斯不失忠厚之心也戒之戒之

第二章　醫書評騭之宜注意

四庫全書簡明目錄

黃帝素問二十四卷唐王冰註晁氏讀書志作王砅蓋欲附會杜甫詩而改之原本殘缺冰採陰陽大論以補之其書云出上古固未必然然亦必周秦間人傳述舊聞著之竹帛故通貫三才包括萬變雖張李劉朱諸人終身鑽仰竟莫能罄其蘊奧焉

靈樞經十二卷是書論鍼灸之道與素問通號內經然至南宋史崧始傳於世最爲晚出或以爲王冰所依託然所言俞穴脈絡之曲折醫者亦終莫能外蓋其書雖僞其法則古所傳也

難經本義二卷周秦越人撰元滑壽註越人撰難經八十一篇發明內經之旨詞義古奧猝不

私立福州中醫專校

易通箋釋多失其本意壽以文士而精於醫故其著、較諸家所得爲多

甲乙經、八卷晋皇甫謐撰據其自序蓋合鍼經素問明堂孔穴針灸治要三書撮其精要以成是經言針灸之法最悉或曰王冰所撰靈樞經即割裂此書之文僞爲古書也

金匱要畧論註、二十四卷漢張機撰淸徐彬註是書本晋王叔和所編世罕傳本宋王洙始於秘閣錄出凡二十五篇二百六十二方爲醫雜症者之祖本彬所註亦頗明顯

傷寒論註、十卷傷寒論漢張機撰晋王叔和編金成無己註機書自明以來爲諸家竄改殆盡惟成無己所註猶爲古本明理論五十篇皆無己所撰以發明機意也

肘後備急方、八卷晋葛洪撰凡分五十三類但有方而無論其書經梁陶宏景金楊用道增修用道所增猶註附方字宏景所增則不可考矣然宏景亦妙解醫理者也

褚氏遺書、一卷舊本題南齊褚澄撰凡十篇宋嘉泰中始有刊板云唐淸泰中黃巢亂時羣盜發塚得之於石刻殆出依託然頗能發氣血陰陽之奧其論寡婦僧尼之異治發前人所未發論吐血便血戒飲寒凉尤爲精識僞書中之最有理致者也

巢氏諸病源候論、五十卷隋大業中巢元方等奉勅撰凡六十七門一千七百二十論但論病源不載方藥唐王燾作外臺秘要宋太平興國中、撰聖惠方皆採是書所論冠諸門之首則歷

私立福州中醫專校

代寶爲圭臬矣

千金要方九十三卷唐孫思邈撰思邈謂人命至重貴於千金一方濟之德踰於此故此書以千金爲名原本三十卷又千金翼方三十卷此本混合爲一乃廣至九十三卷其爲原書與否已不可詳要之思邈之方仍散在此編內也

銀海精微二卷舊本題唐孫思邈撰其名乃取王安石論蘇軾詩語僞不待辨然所論治目之法乃多中理

外臺秘要四十卷唐王燾撰是書作於出守鄴郡時故曰外臺凡一千一百四門皆先論後方古來專門授受之秘法多在其中惟以針法無益而有損削之不載焉

顱顖經二卷不著撰人名氏即宋志所謂師巫顱顖經也原本久佚今從永樂大典錄出皆療治小兒之法錢乙爲幼科之聖而宋史稱其學出於此經則其術之精可知宜其託之師巫也

銅人鍼灸經七卷不著撰人名氏疑即宋王維德銅人腧穴針灸圖經也維德一作維一此書乃天聖中奉勑所撰晁公武讀書志王應麟玉海並載作書始末甚詳所言一一與此本合但卷數小異耳

明堂灸經八卷舊本題西方子撰不知何許人其書專論灸法銅人圖式惟有正背左右此所

繪腧穴諸圖乃兼及側伏尤爲詳密其曰明堂者素問稱雷公問黃帝以人身經絡黃帝坐明堂以授之故舊唐書經籍志以針灸諸書別爲明堂經脈一類云

博濟方五卷宋王袞撰原本久佚今從永樂大典錄出自序稱隨其父官滑州時以家藏藥方七千餘道擇其精者五百餘道爲此書今所存者三百五十餘方而已其方多他書所不載頗好奇異然晁公武讀書志謂其用之無不效

蘇沈良方八卷宋沈括撰後人又以蘇軾之說附之原本十五卷久已散佚今從永樂大典錄出釐爲八卷二人皆不以醫名而皆能通醫理括尤能究藥性故其方試之多有驗

壽親養老新書四卷前一卷宋陳直撰本名養老奉親書後三卷元鄒鉉續撰併直書改題此名直書凡十五篇論頤養之法甚備鉉書兼說雜事稍爲冗蔓而於起居服食一切瑣務無不詳悉

脚氣治法總要二卷宋董汲撰原本久佚今從永樂大典錄出上卷論脚氣證治之異下卷凡四十六方

旅舍備要方一卷宋董汲撰原本久佚今從永樂大典錄出皆猝病救急之方其中有用之則效而其藥有不可理解者所謂專門禁方是也惟小兒一門多用金石之藥似不可以概施

私立福州中醫專校

素問入式運氣論奥三卷附黄帝内經素問遺篇一卷宋劉溫舒撰發明素問運氣之理凡三十一論二十九圖五運六氣不可執爲定法而不可謂無其理故有時不驗亦有時而驗存之亦備醫家之一義所附刺法論一篇其亡在王冰作註之前溫舒何自得之存而不論可矣

傷寒微旨二卷宋韓祗和撰原本久佚今從永樂大典錄出凡十五篇大抵推闡張機之意而隨時隨證又爲變通於其間

傷寒總病論九卷附音訓一卷修治藥法一卷宋龐安時撰音訓及修治藥法則其門人董灼編安時與蘇軾黄庭堅張耒諸人遊皆盛稱之以此爲葉夢得所不滿然其書實能發張機未盡之意而補其未備之方非虛相標榜也

聖濟總錄纂要二十六卷宋政和中奉勑撰皆以御府所藏禁方秘論纂輯成編原本二百卷繁重難行遂多佚闕清程林得其殘帙凡三本互相參校撥取其切於用者編次成書故名纂要

證類本草三十卷宋唐慎微撰有宋金兩刻刻於宋者名大觀本草刻於金者名政和本草其增附寇宗奭本草衍義則金刻也此本從金刻翻雕較爲清釐其書採摭繁富而條理詳明故南北並有刊板云

私立福州中醫專校

全生指迷方四卷宋王貺撰原本久佚今從永樂大典錄出凡二十一門雖以方名實則每證之前皆詳述病狀以推究病源於脈法言之尤詳非諸家方書但註某方主治某病者也

小兒衛生總微論方二十卷宋嘉定丙午太醫局刻本不著撰人名氏凡論一百篇每論附以方於小兒諸症自初生以至於成童一一詳備

類證普濟本事方十卷宋許叔微撰所載皆經驗諸方並記醫案故以本事爲名猶孟棨記詩家故實稱本事詩也其書屬詞簡雅俗醫不能甚解故罕傳習然實多入微之論

太平惠民和劑局方十卷是書初創於元豐重脩於大觀後紹興寶慶淳祐中又遞有所增加蓋南宋醫院以此書爲祖本多用燥烈香竄之藥易見功效而亦多所耗傷故朱震亨極排之然病有萬狀藥不一格在用得其當而已亦不必矯枉過直也

衛生十全方三卷奇疾方一卷宋夏德撰原本散佚今從永樂大典錄出十全方皆出舊傳奇疾方三十八則出德自造其證皆世所罕見然天地之大何所不有亦未可遽斥爲無用也

傳信適用方二卷宋吳彥夔撰文獻通考作傳道適用方字之訛也所錄皆經驗之方其八味丸問難一條尤深得制方之意

衛濟寶書二卷題東軒居士撰不著名氏原本久佚今從永樂大典錄出所載皆癰疽之方卷

私立福州中醫專校

首論治諸修設爲問答剖析入微其後臚列諸方附以圖說亦辨證頗詳

醫說十卷宋張杲撰集古來醫案勒爲一書凡分二十七門杲師其父彥仁彥仁師其父子發子發師其兄擴擴則師於龐安時所謂三世之醫故所載多可依據云

鍼灸資生經七卷宋王執中撰第一卷總載諸穴後六卷分論諸症經緯分明頗易尋覓

婦人大全良方二十四卷宋陳自明撰凡分八門共二百六十餘論論後各附以方於婦人症治條析無疑明薛己嘗刪定之然終以原本爲賅備也

三因極一病證方論十八卷宋陳言撰其說分病爲三因一內因一外因一不內外因也條理分明而方論簡要薛氏濟生方即由此出藍

產育寶慶方二卷不著撰人名氏原本久佚今從永樂大典錄出凡二十一篇初但有論而無方郭稽中始以方附之針蔭又增以陳言三因方所評趙瑩又增以楊子建七說冀致君又增以雜病方論及陰陽避忌之類蓋成於衆人之手而書名則未改其舊也

集驗背疽方一卷宋李迅撰原本久佚今從永樂大典錄出所集背疽諸方皆系以論說凡證候之虛實治療之緩急一一剖析分明

濟生方八卷宋嚴用和撰原本久佚今從永樂大典錄出其持論小心畏愼不敢輕攻併不敢

私立福州中醫專校

輕補雖不善學之或致以模棱貽誤而用意謹嚴可以與張從正劉完素書互相調劑也

產寶諸方一卷不著撰人名氏書錄解題載之亦不云誰作原本久佚今從永樂大典錄出其書於保產諸法頗賅備惟用藥稍爲峻利蓋和濟局方之支派也

仁齋直指二十六卷附傷寒類書活人總括七卷宋楊士瀛撰仁齋直指凡七十九篇每篇之後各有附遺則明嘉靖中朱崇正重刊所加則傷寒類書活人總括作於仁齋直指前以卷帙較少故附於後其中三圖亦崇正所加也

救急仙方六卷不著撰人名氏原本久佚今從永樂大典錄出所載皆瘍醫之術而於背瘡疔瘡目疾痔漏四症所論尤詳

素問元機原病式一卷金劉完素撰以素問至眞要論所列病機十九條演爲二百七十七字立全書綱領而逐條辨論以申之其大旨多主於火

宣明方論十五卷金劉完素撰其大旨本素問及金匱要畧而用藥多主寒涼蓋因北方地氣而施泥之者非廢之者亦非也自序稱三卷此本乃十五卷其方下小序有稱灌頂王子所傳者金時安有是名知傳刻有所竄入也

傷寒直格方三卷傷寒標本心法類萃二卷舊本皆題金劉完素撰然傷寒直格方者又題臨

私立福州中醫專校

川葛殉編似乎非其舊本傷寒標本心法類萃中稱雙解散益元散皆爲神方一方即完素所製不應自譽至此疑皆爲傳劉氏學所作也

病機氣宜保命集三卷金張元素撰裔題劉完素者誤也其書分三十二門於脉證多所闡明李濂醫史稱劉完素病傷寒不能自醫得元素醫之乃愈則其術在完素上矣

儒門事親十五卷金張從正撰其曰儒門事親者以爲儒者能明其理以事親當知醫也其法以汗吐下三法治諸證頗不可以立訓而用之得宜取效亦捷在因證而消息之耳

內外傷辨惑論三卷金李杲撰發明內傷之證有類外感辨別寒熱有餘不足大旨以培補脾胃爲主

脾胃論三卷金李杲撰是書申明培補脾胃之旨與辨惑論相輔而行

蘭室秘藏六卷金李杲撰其曰蘭室者取素問藏諸靈蘭之室語也凡二十一門其歸重脾胃仍不離一生之大旨其脾虛損論極言寒涼峻利之害蓋隱挽劉張二家之流弊也

醫壘元戎十二卷元王好古撰以十二經爲綱皆首以傷寒附以雜證大抵祖張機之意而參以其師張元素李杲之法亦兼用和劑局方與朱震亨門徑小異其曰醫壘元戎者自序謂良醫用藥如臨陣用兵也

此事難知二卷元王好古撰皆闡明李杲之緒論於傷寒症治尤詳杲傷寒會要久已散佚惟賴此尚存其梗概

湯液本草三卷元王好古撰上卷述用藥之凡例中下二卷以本草諸藥配十二經絡各以主病者爲君臣佐使編次之大都從試驗得來不甚泥本經舊文也

瑞竹堂經驗方五卷元沙圖穆蘇撰案沙圖穆蘇原作薩里彌實今改正原本久佚今從永樂大典錄出其方如八珍散返魂丹內託千金散之類醫家至今沿用惟幼科用藥或嫌峻利耳

世醫得效方二十卷元危亦林撰集其高祖以下五世經驗之方分爲七科而附以孫思邈養生法節文其總目有針灸一科而有錄無書核檢其文乃散附於七科之中非闕佚也

格致餘論一卷元朱震亨撰其說以人身陽常有餘陰常不足故以補陰爲宗以古人謂醫爲格物致知之一事故題曰格致餘論

局方發揮一卷元朱震亨撰以和劑局方多用溫補燥烈之藥耗損眞陰乃著此書以闢之古之醫家各明一義而已其分別門戶以相攻者自此書始

金匱鈎元三卷元朱震亨撰明戴原禮校補其以補陰爲宗實開直補眞水之先其以鬱論病亦開後來無窮之悟但用藥製方未及薛己諸人愈講愈密耳

私立福州中醫專校

扁鵲神應鍼灸玉龍經一卷元王國瑞撰題曰扁鵲原序以爲託名也其書以針灸腧穴編爲歌訣詞頗近俚而專門之學具有授受但取術能愈疾固不得以詞義工拙求之

外科精義二卷元齊德之撰其說皆先求瘍疾之本而量其陰陽强弱以施療大旨近東垣之學故後人附刻東垣十書中或竟引爲東垣外科精義則非也

脈訣刊誤二卷附錄二卷元戴啓宗撰王叔和脈經十卷見於隋志宋熙寧中或僞爲脈訣託之叔和盛行於世啓宗條析而辨之明汪機爲之刊行併以脈書要語一卷及所撰矯世惑脈論一卷附錄於末

醫經溯洄集一卷元王履撰取張機傷寒論三百九十七法删其重複補其闕漏更訂爲三百九十七法併極論內傷外傷中風中暑之辨撰爲此書凡二十一篇

普濟方一百六十八卷明周定王朱橚撰凡一千九百六十論二千一百七十五類七百七十八法二萬一千七百三十九方二百三十九圖自古經方未有賅備於是書者

推求師意二卷明戴原禮撰原禮爲震亨之弟子既校補震亨金匱鉤元又闡發震亨未盡之意以成此書震亨用黃柏知母補陰或致以苦寒伐生氣原禮能調劑其所偏尤爲善學

玉機微意五十卷明徐用誠撰劉純續增用誠書本名醫學析衷凡十七類純病其未備增爲

三十三類改題此名凡十七類外所增立之門目錄各注續添字凡十七類中所增附之論亦各注續添字雖皆集舊論舊方而各加案語多所訂正

仁端錄十六卷明徐謙撰其門人陳葵刪定皆治痘之方論於寒溫攻補務審症而施無所偏主。

薛氏醫案七十八卷明薛己撰蓋裒其生平述作共爲一編所自著者九種訂正舊本而附以已說者十四種其大旨以命門爲眞陰眞陽而氣血爲陰陽所化常用者不過十餘方而隨機加減變化不窮從趙獻可作醫貫述己之說而主持太過遂至膠柱鼓瑟非己之本意也

鍼灸問對三卷明汪機撰上中二卷論鍼法下卷論灸法及經絡穴道皆根據古法設問對以發明其義其論鍼能瀉有餘不能補不足又論鍼灸不如湯液又極論誤灸之害皆對鍼灸家所諱不肯言也

外科理例七卷附方一卷明汪機撰凡一百五十四門附方一百六十五道其自序謂外科必本諸內與齊德之外科精義持論相同其分舍脉從證舍證從脉及治之不應別求其故三例則德之未及也

石山醫案三卷明陳桷撰桷爲汪機弟子因裒機治驗爲此書石山者機別號也機之學源出

私立福州中醫專校

丹溪而其著論乃排王綸明醫雜著株守丹溪之弊豈非隨證施治不主一格故所投輒效歟

名醫類案十二卷明江瓘撰其子應宿增補凡二百五門所採上自秦越人淳于意下至元明名醫治驗方論瓘所評騭亦即附註於下多所辨證不但以摭拾爲富也

赤水元珠三十卷明孫一奎撰凡分七十門每門又各條分縷析辨別疑似大旨專以明證爲主故於寒熱虛實表裏氣血八端言之最詳其論古今病證名實混淆之處尤爲細密惟第十卷怯損癆瘵門中忽參以容成之術爲白璧之微瑕

醫旨緒餘二卷明孫一奎撰以臟腑血氣經絡腧穴推明陰陽五行之理併評論諸家之短長

證治準繩一百二十卷明王肯堂撰據其自序盖初成證治準繩附以類方後續成傷寒準繩瘍醫準繩幼科準繩女科準繩以補所未備而仍以證治準繩爲總名從其朔也採摭繁富而條理分明考方論者莫賅洽於是書

本草綱目五十二卷明李時珍撰取諸家本草刪繁除複補漏訂訛彙爲一編凡十六部六十二類所收諸藥一千八百九十二種每藥先列正名爲綱次以釋名集解辨疑正誤次以氣味主治附方冠以圖三卷序例二卷百病主治藥二卷考證精博與王肯堂證治準繩均爲醫學之淵海

私立福州中醫專校

奇經八脈考一卷明李時珍撰以人身十二經脈醫家所共知惟陰維陽維陰蹻陽蹻衝任督帶爲奇經八脈醫所易忽因各詳其證治併附以氣口九道脈圖闡發內經之旨

瀕湖脈學一卷明李時珍撰其父言聞嘗著四診發明時珍撮其精要以成此書刋僞本脈訣之誤其法分脈爲二十七種辨別毫釐極爲精密

傷寒論條辨八卷附本草鈔一卷或問一卷痙書一卷明方有執撰其說以張機傷寒論一亂於王叔和之編次再亂於成無己之註釋全失其舊因考定以爲此編亦如改本大學於學者不爲無功必以爲孔門舊本如是則未有據也附錄三書之中痙書辨痙與驚風之疑似最爲明確

先醒齋廣筆記四卷明繆希雍撰初丁元薦以希雍方論集爲先醒齋筆記希雍又自補所未備故名曰廣其大旨以劉完素朱震亨爲宗與張介賓同時而門徑迥異繆持變而或以巧失張持重而或以緩誤亦互有得失也

神農本草經疏三十卷明繆希雍撰分本草爲十部每藥皆有發明故謂之疏冠以序例二卷論三十餘首王懋竑作石膏辨頗詆譏此書然亦一家之學也

類經三十二卷明張介賓編以素問靈樞析爲三百九十條分十二類類分爲十七卷又益以圖

翼十一卷附翼四卷雖不免割裂古書而門目分明易爲尋檢李杲羅從謙嘗有是作不自介賓始也所註亦頗有發明

景岳全書六十四卷明張介賓撰其門目有傳忠錄脈神章傷寒典雜症謨婦人規小兒則痘疹詮外科鈐本草正新方八陣古方八陣名皆纖佻而典謨二名尤妄大旨以溫補爲宗然主持太過故傳其說者功與過參半

溫疫論二卷補遺一卷明吳有性撰其說以傷寒由脈絡因表入裏溫疫之氣自口鼻而入伏於膜原在不表不裏之間治法迥異乃註此書以辨別之蓋崇禎辛巳疫氣蔓延數省以傷寒法治之多死因推究而得其病源也

痎瘧論疏一卷明盧之頤撰所論痎瘧證治於寒熱虛實之辨至爲詳悉

本草乘雅半偈十卷明盧之頤撰以神農本草所錄凡三百六十五種古有今無者居三之一乃刪其一百四十五種而採摭別錄以下適用之藥如其數以補之考辨皆頗詳洽其曰乘雅者乘爲四數每藥之下詮釋之例有四也曰半偈者兵燹佚其半也亦太僻澀矣

御定醫宗金鑑九十卷乾隆四年大學士鄂爾泰奉敕撰凡訂正傷寒論註十七卷訂正金匱要畧註八卷刪補名醫方論八卷四診要訣一卷運氣要訣一卷諸科心法要訣五十一卷正

骨心法要旨四卷並有圖有說有方有論併各有歌訣以便記誦古今醫學此集其成尚論篇八卷清喻昌撰因方有執傷寒條辨重爲補正大旨一一相同故有郭𥨍向註之誚然首冠尚論大意一篇原稱方氏削王叔和序例得尊經之旨太陽三篇改叔和之舊尤有卓識而不違立言之旨者尚多於是重訂此書云云敘改修源委甚明原未諱所自來也

醫門法律六卷附寓意草一卷清喻昌撰大旨爲鍼砭庸醫而作每門先冠以論次爲法次爲律法者治病之例律者料誤療之失也寓意草爲所治醫案皆一一明審證用藥之意亦不似他家醫案但稱治驗而不言其所以然

傷寒舌鑑一卷清張登撰以舌胎辨驗傷寒參證舊法增以身所閱歷定爲一百二十圖頗顯明易見

傷寒兼證析義一卷清張倬撰傷寒論合病併病惟及六經兼證而未及雜症倬作是書以補之使分別施療不惑於多岐凡十七類

絳雪園古方選註三卷附得宜本草一卷清王子接撰選錄古方而推闡其製方之意辨析往往造微附載本草亦殊簡括

續名醫類案六十卷清魏之琇撰以補江瓘名醫類案所未備所錄明以來事爲多古事爲江

私立福州中醫專校

書所漏者亦閒爲補載採摭繁富不免蕪雜而援引既多變證咸備亦頗可資考核條下附註尤多所辨正

神農本草經百種錄一卷清徐大椿撰於神農本經之內採取百種各推闡其主治之所以然有常用之藥而反不收入者凡例謂辨明藥性使人不致誤用非藥品以備查閱也

蘭臺軌範八卷清徐大椿撰其持論以張機諸方爲主唐人所傳已有合有不合宋以後彌失古法故所採古方爲多雖不免故爲高論然疏通證明具有精理得古人之意者爲多

傷寒類方一卷清徐大椿撰講傷寒論者如聚訟大椿以爲張氏非依經立方之書乃救誤之書當時隨證立方本無定序但使方以類從證隨方註使人知按症以求方而不必循經以求症雖未必合張氏本意亦芟除葛藤之一道也

醫學源流論二卷清徐大椿撰其大綱凡七子目凡九十有三指摘醫家利弊言多精鑿

四庫未收書目提要

難經集註五卷周秦人越撰越人即扁鵲事迹具史記本傳明王九思等集註九思字敬夫鄠縣人宏治十才子之一丙辰進士由庶吉士授檢討調吏部主事陞郎中坐劉瑾黨降壽州同知尋勒令致仕事迹附明史李夢陽傳餘則未詳難經雖不見於漢藝文志而隋唐志已著錄

凡八十一章編次爲十三類理趣深遠非易了然九思因集吳呂廣唐楊元操宋丁德用虞庶楊康侯各家之說彙爲一書以便觀者案宋晁公武讀書志云德用以楊元操所演甚失大義因改正之經文隱奧者繪爲圖以明之然則書中圖說殆德用所爲是編日本人用活字版排印呂楊各註今皆未見傳本亦藉此以存矣

中藏經三卷漢華陀撰分上中下三卷隋書經籍志載華陀方十卷唐宋藝文志並載華陀藥方一卷鄭樵通志藝文畧同宋志又載黃氏中藏經一卷注云靈寶洞探微撰與此別爲一書無疑矣是編今吳中有趙孟頫手寫本分上中下三卷隋志列有華陀觀形察色幷三部脉經蓋即是書之中卷也其書文義古奧似是六朝人手筆非後世所能假託

脈經十卷晉王叔和撰宋林億等校定叔和高平人官太醫令甘伯宗名醫傳叔和博通經方尤好著述是編從宋嘉定何大任刻本影鈔前有宋國子博士高保衡尚書屯田郎孫奇光祿卿直秘閣林億等校上序卷末載熙甯二年及二年進書銜名又紹聖三年六月國子監雕版札子及各銜名案林億序云臣等博求衆本據經爲斷去取非私又云今考以素問靈樞太素難經甲乙仲景之書幷千金方及翼說之篇以校之除去重複補其脫漏云云用力可謂勤摯世傳叔和脉訣一卷乃後人依託與此絕不相同也

私立福州中醫專校

千金寶要十七卷唐孫思邈原本宋郭思采錄刻石案舊唐書思邈本傳止載千金方三十卷葉夢得避暑錄話稱其作千金方時已百餘歲後三十年又作千金翼方郡齋讀書志書錄解題並載兩書云各三十卷今俗間傳本千金翼方九十三卷兩書淆溷不復可別不知何人所定也郭思刻石在宋宣和間其所依据當是思邈原本刻石在華州公署明正統景泰間又重刻石本又有木刻本至隆慶時耀州眞人祠復有石刻案酉陽雜俎謂昆明池龍宮有仙方三十首思邈以療龍疾得之乃著千金方三十卷每卷置一仙方信爲方書中之最可寶貴者書中稱痘瘡爲小兒丹毒卽元人奇效良方所謂痘疹也或謂此疾出近代者殆不可從今從石本錄副以備唐人方書之厓署云

類編朱氏集驗醫方十五卷宋朱佐撰佐字君輔湘麓人前有咸淳二年眉山蘇景行序是編分風寒諸門采撫議論詳盡曲當凡所載宋氏醫書多不傳之秘笈又皆從當時善本錄出如小兒病源方論長生丸塌氣丸較影鈔本爲詳

史載之方二卷宋史載之撰載之字里未詳是編傳本甚希此從北宋刊本依樣過錄上卷之末附載跋語其文不全宋史新編作史戬之方乃形近之譌施彥執北窗炙輠錄稱其治蔡元長疾以此得名案所作爲醫總論闡發甚明各推其因證主治之法精核無遺較諸空談醫理

輠音料上声

者固有別焉

圖解素問要旨論八卷金劉守眞撰馬重素重編按守眞名完素事蹟見金史方伎傳所著素問元機原病式一卷宣明論方十五卷傷寒直格方三卷傷寒標本心法類萃二卷等書皆爲四書全書所載此從金板影寫錢大昕元史藝文志補載素問要旨八卷即此書也其自序以爲內經元機奧妙旨趣幽深習者苦無所悟乃撮其樞要集成斯文以分三卷敘爲九篇繪圖釋音以彰明之其徒馬重素又爲之序重爲編定分作八卷云

陳氏小兒病源方論四卷金陳文中撰文中字文秀宿州符離人官太常明大小方脈于小兒瘡疹尤造其妙金亡歸宋處漣水十五年詳鄭全序案醫科一十有三小兒爲啞科其治尤難是編分養子眞訣小兒變蒸候又形證門及面部形圖皆先論後方鄭全云是書圖其形狀別有證候跡其方論釐爲[illegible]卷今作四卷疑後人所分故書中有稱陳氏云者考諸家目錄所載宋代小兒方症各書今多不傳此本依宋刻影寫亦僅存之秘笈也

本草綱目序例

神農本草經掌禹錫曰舊說本草經三卷神農所作而不經見漢書藝文志亦無錄焉漢平帝紀云元始五年舉天下通知方術本草者所在軺傳遣詣京師樓護傳稱護少誦醫經本草方

術數十萬言本草之名蓋見於此唐李世勣等以梁七錄載神農本草經三卷推以爲始又疑所載郡縣有後漢地名似張機華陀輩所爲皆不然也淮南子云神農嘗百草滋味一日而七十毒由是醫方興焉蓋上世未著文字師學相傳謂之本草兩漢以來名醫益衆張華輩始因古學附以新說通爲編述本草繇是見於經錄寇宗奭曰漢書雖言本草不能斷自何代而作淮南子雖言神農嘗百草以和藥亦無本草之名惟帝王世紀云黃帝使岐伯嘗味草木定本草經造醫方以療衆疾乃知本草之名自黃帝始蓋上古聖賢具生知之智故能辨天下品物性味合世人疾病所宜後世賢智之士從而和之又增其品焉韓保昇曰藥有玉石草木禽獸蟲魚而云本草者爲諸藥中草類最多也

名醫別錄李時珍曰神農本草藥分三品計三百六十五種以應周天之數梁陶宏景復增漢魏以下名醫所用藥三百六十五種謂之名醫別錄凡七卷首敘藥性之源論病名之診次分玉石一品草一品木一品果菜一品米食一品有名未用三品朱書神農墨書別錄進上梁武帝宏景字通明宋末爲諸王侍讀歸隱句曲山號華陽隱居武帝每咨訪之年八十五卒謚貞白先生其書頗有裨補亦多謬誤宏景自序曰隱居先生在乎茅山之上以吐納餘暇遊意方伎覽本草藥性以爲盡聖人之心故撰而論之舊稱神農本經予以爲信然昔神農氏之王天

私立福州中醫專門學校

下也畫八卦以通鬼神之情造耕種以省殺生之弊宣藥療疾以拯夭傷之命此三道者歷衆聖而滋彰文王孔子彖象繇辭幽贊人天后稷伊尹播厥百穀惠被羣生岐黃彭扁振揚輔導恩流含氣歲逾三千民到於今賴之但軒轅已前文字未傳藥性所主當以識識相因不爾何繇得聞至於桐雷乃著在編簡此書應與素問同類但後人多更修飾之爾秦皇所焚醫方卜術不預故猶得全錄而遭漢獻遷徙晉懷奔迸文籍焚燬十不遺一今之所存有此三卷其所出郡縣乃後漢時制疑仲景元化等所記又有桐君採藥錄說其花葉形色藥對四卷論其佐使相須魏晉以來吳普李當之等更復損益或五百九十五或四百四十一或三百一十九或三品混雜冷熱舛錯草石不分蟲獸無辨且所主治互有得失醫家不能備見則智識有淺深今輒苞綜諸經研括煩省以神農本經三品合三百六十五爲主又進名醫別品亦三百六十五合七百三十種精粗皆取無復遺落分別科條區畛物類兼注詔時用土地所出及仙經道術所須幷此序合爲七卷雖未足追蹤前良蓋亦一家撰製吾去世之後可貽諸知音爾

桐君采藥錄時珍曰桐君黃帝時臣也書凡二卷紀其花葉形色今已不傳後人又有四時采藥太常采藥時月等書

雷公藥對掌禹錫曰北齊徐之才撰以衆藥名品君臣性毒相反及所主疾病分類記之凡二

卷李時珍曰陶氏前已有此書吳氏本草所引雷公是也蓋黃帝時雷公所著之才增飾之爾之才丹陽人博識善醫歷仕北齊諸帝得寵仕終尚書左僕射年八十卒贈司徒封西陽郡王諡文明北史有傳

李氏藥錄韓保昇曰魏李當之華陀弟子脩神農本草三卷而世少行　時珍曰其書散見吳氏陶氏本草中頗有發明

吳氏本草　保昇曰魏吳普廣陵人華陀弟子凡一卷　時珍曰其書分記神農黃帝岐伯桐君雷公扁鵲華陀所說性味甚詳今亦失傳

雷公炮炙論　時珍曰劉宋時雷斅所著非黃帝時雷公也自稱內究守國安正公或是官名也胡洽居士重加訂定述藥凡三百種爲上中下三卷其性味炮炙熬煮脩事之法多古奧文亦古質別是一家多本於乾甯晏先生其首序論述物理亦甚幽玄錄載於後乾甯先生名晏封著制伏草石論六卷蓋丹石家書也

唐本草　時珍曰唐高宗命司空英國公李勣等修陶隱居所注神農本草經增爲七卷世謂之英公唐本草頗有增益顯慶中右監門長史蘇恭重加訂注表請脩定帝復命太尉趙國公長孫無忌等二十二人與恭詳定增藥一百一十四種分爲玉石草木人獸禽蟲魚果米穀菜

凡二十卷目錄一卷別爲藥圖二十五卷圖經七卷共五十三卷世謂之唐新本草蘇恭所釋雖明亦多駁誤禮部郎中孔志約序曰竊以動植形生因方舛性春秋節變感氣殊功離其本土則質同而效異乖於採摘乃物是而時非名實既爽寒溫多謬用之凡庶其欺已甚施之君父逆莫大焉於是上稟神規下詢衆議普頒天下營求藥物羽毛鱗介無遠不臻根莖花實有名咸萃遂乃詳探秘要博綜方術本經雖缺有驗必書別錄雖存無稽必正考其同異擇其去取鉛翰昭章定羣言之得失丹青綺煥備庶物之形容撰本草幷圖經目錄等凡成五十四卷庶以網羅今古開滌耳目盡醫方之妙極拯生靈之性命傳萬祀而無昧懸百工而不朽

藥總訣　禹錫曰梁陶隱居撰凡二卷論藥品五味寒熱之性主療疾病及采蓄時月之法一本題曰藥象口訣不著撰人名

藥性本草　禹錫曰藥性論凡四卷不著撰人名氏分藥品之性味君臣佐使主病之效一本云陶隱居撰然其藥性之功有與本草相戾者疑非隱居書也　時珍曰藥性論即藥性本草乃唐甄權所著也權扶溝人仕隋爲秘書正字唐太宗時年百二十歲帝幸其第訪以藥性因上此書授朝散大夫其書論主治亦詳又著脈經明堂人形圖各一卷詳見唐史

千金食治　時珍曰唐孫思邈撰千金備急方三十卷采摭素問扁鵲華陀徐之才等所論補

養諸說及本草關於食用者分米穀果菜鳥獸蟲魚爲食治附之亦頗明悉思邈隱於太白山隋唐徵拜皆不就年百餘歲卒所著有千金翼方枕中素書攝生眞錄福祿論三教論老子註莊子註

食療本草　禹錫曰唐同州刺史孟詵撰張鼎又補其不足者八十九種幷舊爲二百二十七條凡三卷　時珍曰詵梁人也武后時舉進士累遷鳳閣舍人出爲台州司馬轉同州刺史睿宗召用固辭卒年九十因周禮食醫之義著此書多有增益又撰必效方十卷補養方三卷唐史有傳

本草拾遺　禹錫曰唐開元中三原縣尉陳藏器撰以神農本經雖有陶蘇補集之說然遺漏尙多故別爲序例一卷拾遺六卷解紛三卷總曰本草拾遺　時珍曰藏器四明人其所著述博極羣書精覈物類訂繩謬誤搜羅幽隱自本草以來一人而已膚謭之士不察其該詳惟誚其僻怪宋人亦多刪削豈知天地品物無窮古今隱顯亦異用舍有時名稱或變豈可以一隅之見而遽譏多聞哉如辟虺雷海馬胡豆之類皆隱於昔而用於今仰天皮燈花敗扇之類皆萬家所用者若非此書收載何從稽攷此本草之書不厭詳悉也

海藥本草　禹錫曰南海藥譜二卷不著撰人名氏雜記南方藥物所産郡縣及療疾之功頗

無倫次。時珍曰此卽海藥本草也凡六卷唐人李珣所撰蓋肅代時人收采海藥亦頗詳明。又鄭虔有胡本草七卷皆胡中藥物今不傳。

四聲本草。禹錫曰唐蘭陵處士蕭炳撰取本草藥名上一字以平上去入四聲相從以便討閱無所發明凡五卷進士王收序之。

刪繁本草。禹錫曰唐潤州醫博士兼節度隨軍楊損之撰刪去本草不急及有名未用之類爲五卷開元以後人也無所發明。

本草音義。時珍曰凡二卷唐李含光撰又甄立言殷子嚴皆有音義。

本草性事類。禹錫曰京兆醫工杜善方撰不詳何代人凡一卷以本草藥名隨類解釋附以諸藥制使畏惡相反相宜解毒者。

食性本草。禹錫曰南唐陪戎副尉劍州醫學助教陳士良撰取神農陶隱居蘇恭孟詵陳藏器諸家藥關於飲食者類之附以食醫諸方及四時調養臟腑之法。時珍曰書凡十卷總集舊說無甚新義古有淮南王食經一百二十卷崔浩食經九卷竺暄食經十卷膳饈養療二十卷昝殷食醫心鑑三卷婁居中食治通說一卷陳直奉親養老書二卷並有食治諸方皆祖食醫之意也。

私立福州中醫專校

宗召用固辭卒年九十因周禮食醫之義著此書多有增益又撰必效方十卷補養方三卷唐史有傳

本草拾遺　禹錫曰唐開元中三原縣尉陳藏器撰以神農本經雖有陶蘇補集之說然遺漏尚多故別爲序例一卷拾遺六卷解紛三卷總曰本草拾遺　時珍曰藏器四明人其所著述博極羣書精覈物類訂繩謬誤搜羅幽隱自本草以來一人而已膚譾之士不察其該詳惟誚其僻怪宋人亦多刪削豈知天地品物無窮古今隱顯亦異用舍有時名稱或變豈可以一隅之見而遽譏多問哉如辟虺雷海馬胡豆之類皆隱於昔而用於今仰天皮燈花敗扇之類皆萬家所用者若非此書收載何從稽攷此本草之書不厭詳悉也

海藥本草　禹錫曰南海藥譜二卷不著撰人名氏雜記南方藥物所產郡縣及療疾之功頗無倫次○時珍曰此即海藥本草也凡六卷唐人李珣所撰蓋肅代時人收采海藥亦頗詳明○又鄭虔有胡本草七卷皆胡中藥物今不傳

四聲本草　禹錫曰唐蘭陵處士蕭炳撰取本草藥名上一字以平上去入四聲相從以便討閱無所發明凡五卷進士王收序之

刪繁本草　禹錫曰唐潤州醫博士兼節度隨軍楊損之撰刪去本草不急及有名未用之類

爲五卷開元以後人也無所發明

本草音義　時珍曰凡二卷唐李含光撰又甄立言殷子嚴皆有音義

本草性事類　禹錫曰京兆醫工杜善方撰不詳何代人凡一卷以本草藥名隨類解釋附以諸藥制使畏惡相反相宜解毒者

食性本草　禹錫曰南唐陪戎副尉劍州醫學助教陳士良撰取神農陶隱居蘇恭孟詵陳藏品諸家藥關於飲食者類之附以食醫諸方及四時調養臟腑之法　時珍曰書凡十卷總集舊說無甚新義古有淮南王食經一百二十卷崔浩食經九卷竺暄食經十卷膳饈養療二十卷昝殷食醫心鑑三卷婁居中食治通說一卷陳直奉親養老書二卷並有食治諸方皆祖食醫之意也

蜀本草　時珍曰蜀主孟昶命翰林學士韓保昇等與諸醫士取唐本草參校增補註釋別爲圖經凡二十卷昶自爲序世謂之蜀本草其圖說藥物形狀頗詳於陶蘇也

開寶本草　時珍曰宋太祖開寶六年命尚藥奉御劉翰道士馬志等九人取唐蜀本草詳校仍取陳藏器拾遺諸書相參刊正別名增藥一百三十三種馬志爲之註解翰林學士盧多遜等刊正七年復詔志等重定學士李昉等看詳凡神農者白字名醫所傳者墨字別之幷目錄

吳氏本草　保昇曰魏吳普廣陵人華陀弟子凡一卷　時珍曰其書分記神農黃帝岐伯桐君雷公扁鵲華陀所說性味甚詳今亦失傳

雷公炮炙論　時珍曰劉宋時雷斅所著非黃帝時雷公也自稱內究守國安正公或是官名也胡洽居士重加訂定述藥凡三百種爲上中下三卷其性味炮炙熬煮脩事之法多古奧文亦古質別是一家多本於乾寧晏先生其首序論述物理亦甚幽玄錄載於後乾寧先生名晏封著制伏草石論六卷蓋丹石家書也

唐本草　時珍曰唐高宗命司空英國公李勣等修陶隱居所注神農本草經增爲七卷世謂之英公唐本草頗有增益顯慶中右監門長史蘇恭重加訂注表請脩定帝復命太尉趙國公長孫無忌等二十二人與恭詳定增藥一百一十四種分爲玉石草木人獸禽蟲魚果米穀菜凡二十卷目錄一卷別爲藥圖二十五卷圖經七卷共五十三卷世謂之唐新本草蘇恭所釋雖明亦多駁誤禮部郎中孔志約序曰竊以動植形生因方舛性春秋節變感氣殊功雖其本土則質同而效異乖於採摘乃物是而時非名實既爽寒溫多謬用之凡庶其欺已甚施之君父逆莫大焉於是上稟神規下詢衆議普頒天下營求藥物羽毛鱗介無遠不臻根莖花實有名咸萃遂乃詳採秘要博綜方術本經雖缺有驗必書別錄雖存無稽必正考其同異擇其去

取鉛槧昭章定羣言之得失丹青綺備煥庶物之形容撰本草幷圖經目錄等凡成五十四卷庶以綱羅今古開滌耳目盡醫方之妙極拯生靈之性命傳萬祀而無昧懸百工而不朽

藥總訣　禹錫曰梁陶隱居撰凡二卷論藥品五味寒熱之性主療疾病及采蓄時月之法一本題曰藥象口訣不著撰人名

藥性本草　禹錫曰藥性論凡四卷不著撰人名氏分藥品之性味君臣佐使主病之效一本云陶隱居撰然其藥性之功有與本草相戾者疑非隱居書也　時珍曰藥性論即藥性本草乃唐甄權所著也權扶溝人仕隋爲秘書正字唐太宗時年百二十歲帝幸其第訪以藥性因上此書授朝散大夫其書論主治亦詳又著脈經明堂人形圖各一卷詳見唐史

千金食治　時珍曰唐孫思邈撰千金備急方三十卷采摭素問扁鵲華陀徐之才等所論補養諸說及本草關於食用者分米穀果菜鳥獸蟲魚爲食治附之亦頗明悉思邈隱於太白山隋唐徵拜皆不就年百餘歲卒所著有千金翼方枕中素書攝生眞錄福祿論三教論老子註莊子註

食療本草　禹錫曰唐同州刺史孟詵撰張鼎又補其不足者八十九種幷舊爲二百二十七條凡三卷　時珍曰詵梁人也武后時舉進士累遷鳳閣舍人出爲台州司馬轉同州刺史睿

私立福州中醫專校

蜀本草。時珍曰。蜀主孟昶命翰林學士韓保昇等與諸醫士取唐本草參校、增補註釋。別爲圖經。凡二十卷。昶自爲序。世謂之蜀本草。其圖說、藥物形狀、頗詳於陶蘇也。

開寶本草。時珍曰。宋太祖開寶六年。命尚藥奉御劉翰道士馬志等九人。取唐蜀本草詳校。仍取陳藏器拾遺諸書相參。刊正別名。增藥一百三十三種。馬志爲之註解。翰林學士盧多遜等刊正。七年復詔志等重定。學士李昉等看詳。凡神農者白字。名醫所傳者墨字別之。幷目錄共二十一卷。序曰。三墳之書。神農預其一。百藥既辨。本草存其錄。舊經三卷。世所流傳。名醫別錄。互爲編纂。至梁貞白先生陶宏景。乃以別錄參其本經。朱墨雜書。時謂明白。而又攷彼功用。爲之註釋。列爲七卷。南國行焉。逮乎有唐。別加參校。增藥八百餘味。添註爲二十一卷。本經漏缺則補之。陶氏誤說則證之。然而載歷年祀。又踰四百。朱字墨字。无本得同。舊註新註。其文互缺。非聖主撫大同之運。永無疆之休。其何以改而正之哉。乃命盡攷傳誤。刊爲定本。類例非允。從而革焉。至於筆頭灰。兎毫也。而在草部。今移附兎頭骨之下。半天河地漿。皆水也。亦在草部。今移附玉石類之間。敗鼓皮移附於獸皮。胡桐淚改從於木類。紫鑛亦木也。自玉石品而取焉。伏翼實禽也。由蟲魚部而移焉。橘柚附於果實。食鹽附於光鹽。生薑乾薑同歸一說。至於雞腸蘩蔞。陸英蒴藋。以類相似。從而附之。仍采陳藏器拾遺。李含光音義。或討源於別本。或傳效於

私立福州中醫專校

醫家叅而校之辨其臧否至於突厥白舊說灰類也今是木根天麻根解以赤箭今又全異去非取是特立新條其餘刊正不可悉數下采衆議定爲印板乃以白字爲神農所說墨字爲名醫所傳唐附今附各加顯註詳其解釋審其形性證謬誤而辨之者署爲今註攷文記而述之者又爲今按義既刊定理亦詳明今以新舊藥合九百八十三種并目錄二十一卷廣頒天下傳而行焉

嘉祐補註本草　時珍曰宋仁宗嘉祐二年詔光祿卿直秘閣掌禹錫尚書祠部郎中秘閣校理林億等同諸醫官重脩本草新補八十二種新定一十七種通計一千八十二條謂之嘉祐補註本草共二十卷雖有校脩無大發明其序畧云神農本草經三卷藥止三百六十五種至陶隱居又進名醫別錄亦三百六十五種因而註釋分爲七卷唐蘇恭等又增一百一十四種廣爲二十卷謂之唐本草國朝開寶中兩詔醫工劉翰道士馬志等脩增一百三十三種爲開寶本草僞蜀孟昶亦常命其學士韓保昇等稍有增廣謂之蜀本草嘉祐二年八月詔臣禹錫臣億等再加校正臣等被命遂更研覈竊謂前世醫工原診用藥隨效輒記遂至增多概見諸書浩博難博難究雖屢加刪定而去取非一或本經已載而所述粗畧或俚俗常用而太醫未聞嚮非因事詳著則遺散多矣乃請因其疏梧更爲補註因諸家醫書藥譜所載物品功用並

私立福州中醫專校

從採擷惟名近迂僻類乎怪誕則所不取其餘經史百家雖非方餌之急其間或有參說藥驗較然可據者亦兼收載務從該洽以副詔意凡名本草者非一家今以開寶重定本為正其分布卷類經註雜糅間以朱墨並從舊例不復釐改凡補註並據諸書所說其意義與舊文相參者則從刪削以避重複其舊已著見而意有未完後書復言亦具存之欲詳而易曉仍每條並以朱書其端云臣等謹按某書云某事其別立條者則解於其末云見某書凡所引書唐蜀二本草為先他書則以所著先後為次第凡書舊名本草者今所引用但著其所作人名曰某惟唐蜀本則曰唐本云蜀本云凡字朱墨之別所謂神農本經者以朱字名醫因神農舊條而有增補者以墨字間於朱字餘所增者皆別立條並以墨字凡陶隱居所進者謂之名醫別錄並以其註附於末凡顯慶所增者亦註其末曰唐本先附凡開寶所增者亦注其末曰今附凡今所增補舊經未有於逐條後開列云新補凡藥舊分上中下三品今之新補難詳辨但以類附見如綠礬次於礬石山薑花次於豆蔻扶移次於水楊之類是也凡藥有功用本經未見而舊註已曾引註今之所增但涉相類更不立條並附本註之末曰續註如地衣附於垣衣燕覆附於通草馬藻附於海藻之類是也凡舊註出於陶氏者曰陶隱居云出於顯慶者曰唐本註出於開寶者曰今註其開寶攷據傳記者別曰今按今詳又按皆以朱字別書於其端凡藥名本

私立福州中醫專校

經已見而功用未備今有所益者亦附於本註之末凡藥有今世已嘗用而諸書未見無所辨證者如胡蘆巴海帶之類則請從太醫從衆論參議別立爲條曰新定舊藥九百八十三種新補八十二種附於註者不預焉新定一十七種總新舊一千八十二條皆隨類附著之英公陶氏開寶三序皆有義例所不可去仍載於首卷云

圖經本草　時珍曰宋仁宗既命掌禹錫等編繹本草累年成書又詔天下郡縣圖上所產藥物用唐永徽故事專命太常博士蘇頌撰述成此書凡二十一卷攷證詳明頗有發揮但圖與說異兩不相應或有圖無說或有物失圖或說是圖非如江洲菝葜乃仙遺糧滁州青木香乃兜鈴根俱混列圖棠毬子卽赤木瓜天花粉卽括蔞根乃重出條之類亦其小小疎漏耳頌字子容同安人舉進士哲宗朝位至丞相封魏國公

證類本草　時珍曰宋徽宗大觀二年蜀醫唐愼微取嘉祐補註本草及圖經本草合爲一書復拾唐本草陳藏器本草孟詵食療本草舊本所遺者五百餘種附入各部幷增五種仍采雷公炮炙及唐本食療陳藏器諸說收未盡者附於各條之後又采古今單方幷經史百家之書有關藥物者亦附之共三十一卷名證類本草上之朝廷改名大觀本草愼微貌寢陋而學該博使諸家本草及各藥單方垂之千古不致淪沒者皆其功也政和中復命醫官曹孝忠校正

刊行故又謂之政和本草按是書採摭繁富條理分明四庫全書簡明錄本已揭出茲因其編纂不易在宋在金復被改名故不妨重見俾學者知所注意也

本草別說　時珍曰宋哲宗元祐中閬中醫士陳承合本草及圖經二書爲一間綴數語謂之別說高宗紹興末命醫官王繼先等校正本草亦有所附皆淺俚無高論

日華諸家本草　禹錫曰國初開寳中明人撰不著姓氏但云日華子大明序集諸家本草所用藥各以寒溫性味華實蟲獸爲類其言功用甚悉凡二十卷　時珍曰按百家姓大姓出東萊日華子蓋姓大名明也或云其姓田未審然否

本草衍義　時珍曰宋政和中醫官通直郎寇宗奭撰以補註及圖經二書參考事實覈其情理援引辨證發明良多東垣丹溪諸公亦尊信之但以蘭花爲蘭草卷丹爲百合是其誤也書及序例凡三卷平陽張魏卿以其說分附各藥之下合爲一書

潔古珍珠囊　時珍曰書凡一卷金易州明醫張元素所著元素字潔古舉進士不第去學醫深闡軒岐秘奥參悟天人幽微言古方新病不相能自成家法辨藥性之氣味陰陽厚薄升降浮沉補瀉六氣十二經及隨症用藥之法立爲主治秘訣心法要旨謂之珍珠囊大揚醫理靈素之下一人而已後人翻爲韻語以便記誦謂之東垣珍珠囊謬矣惜乎止論百品未及遍評

私立福州中醫專校

又著病機氣宜保命集四卷名活法機要後人誤作河間劉完素所著僞撰序文詞調於卷首以附會之其他潔古諸書多是後人依託故駁雜不倫

用藥法象　時珍曰書凡一卷元眞定明醫李杲所著杲字明之號東垣通春秋書易忠信有守富而好施援例爲濟源監稅官受業於潔古老人盡得其學益加闡發人稱神醫祖潔古珍珠囊增以用藥凡例諸經嚮導綱要活法著爲此書謂世人惑於內傷外感混同施治乃辨其脈證元氣陰火飲食勞倦有餘不足著辨惑論三卷脾胃論三卷推明素問難經本草脈訣及雜病方論著醫學發明九卷蘭室秘藏五卷辨析經絡脈法分比傷寒六經之則著此事難知二卷別有癰疽眼目諸書及試效方皆其門人所集述者也

日用本草　時珍曰書凡八卷元海甯醫士吳瑞取本草之切於飲食者分爲八門間增數品而已瑞字瑞卿元文宗時人

本草歌括　時珍曰元瑞州路醫學教授胡仕可取本草藥性圖形作歌以便童蒙者我明劉純熊宗立傅滋輩皆有歌括及藥性賦以授初學記誦

本草衍義補遺　時珍曰元末朱震亨所著震亨義烏人字彥脩從許白雲講道世稱丹溪先生嘗從羅太無學醫遂得劉張李三家之旨而推廣之爲醫家宗主此書蓋因寇氏衍義之義

而推衍之近二百種多所發明但闌草之爲蘭花胡粉之爲錫粉未免泥於舊說而以諸藥分配五行失之牽强所著有格致餘論局方發揮傷寒辨疑諸書

本草發揮　時珍曰書凡三卷洪武時丹溪弟子山陰徐彥純用誠所集取張潔古李東垣王海藏朱丹溪成無己數家之說合成一書爾別無增益

救荒本草　時珍曰洪武初周憲王因念旱澇民饑咨訪野老田夫得草木之根苗可備荒者四百四十種圖其形狀著其出產苗葉花子性味食法凡四卷亦頗詳明可據近人翻刻削其大半雖其見淺亦書之一厄也王號誠齋性質聰敏集普濟方一百六十八卷袖珍方四卷詩文樂府等書嘉靖中高郵王磐著野菜譜一卷繪形綴語以告救荒畧而不詳

庚辛玉冊　時珍曰宣德中寧獻王取崔昉外丹本草土宿眞君造化指南獨孤滔丹房鑑源軒轅述寶藏論靑霞子丹臺錄諸書所載金石草木可備丹鑪者以成此書分爲金石部靈苗部靈植部羽毛部鱗甲部飲饌部鼎器部通計二卷凡五百四十一品所說出產形狀分別陰陽亦可考據焉王號臞仙該通百家所著醫卜農圃琹棋諸書凡數百卷造化指南三十三篇載靈草五十三種云是土宿昆元眞君所說抱朴子注解謚亦宋元時方士假託者爾古有太清草木方太淸服食經太清丹藥錄黃白秘法三十六水法伏制草石論諸書皆此類也

本草集要　時珍曰宏治中禮部郎中慈溪王綸取本草常用藥品及潔古東垣丹溪所論序例畧節爲八卷別無增益斤斤泥古者也綸字汝言號節齋舉進士仕至都御史

食物本草　時珍曰正德時九江知府江陵汪頴撰東陽盧和字廉夫嘗取本草之繫於食品者編次此書頴得其稿釐爲二卷分爲水穀菜果禽獸魚味八類云

食鑑本草　時珍曰嘉靖時京口甯原所編取可食之物畧載數語無所發明

本草會編　時珍曰嘉靖中祁門醫士汪機所編機字省之懲王氏本草集要不收草木形狀乃削去本草上中下三品以類相從菜穀通爲草部果品通爲木部并諸家序例共二十卷取其書撮約似乎簡便而混同反難檢閱掩去諸家更覺零碎臆度疑似殊無實見僅有數條可取耳

本草蒙筌　時珍曰凡書十二卷祁門醫士陳嘉謨撰謨字廷采嘉靖末依王氏集要部次而成每品具氣味產採治療方法創爲對語以便記誦間附已意於後頗有發明名曰蒙筌誠稱其實

補海盧醫籍問譚

經方頌說二卷後溪李助撰　按梓潼士女志助字翁君涪人也通經方精醫術作此以傳名

私立福州中醫專校

齊郭玉書久佚

藏經二卷　後漢張伯祖撰　按伯祖南陽人志性沈簡篤好方術診處精審療病皆十全爲當時所重同郡張機異而師之遂有大譽見仲景方論序文中書久佚

張仲景方論三十六卷　晋王叔和撰見高湛養生論今書佚惟序文尚見太平御覽中

內經訓解　隋全元起撰元起以醫鳴其學不在巢元方楊上善下一時縉紳慕之如神患者仰之得則生舍則死術祖內經故著訓解以示後今書雖佚幸各家採取其說未全泯

水牛經三卷　舊本題唐造父撰原序云唐則天垂拱二年八月收得水牛多得病證造父奏言水牛與黃牛形貌不同若依黃牛用藥誤矣造父别立醫書共四十五證有方有論並無差謬但文詞俚陋恐係方伎家僞託之書也

黃帝八十一難經　唐王勃黃帝八十一難序文曰黃帝八十一難經是醫經之秘錄也昔者岐伯以授黃帝黃帝歷九師以授伊尹伊尹以授湯湯歷九師以授太公太公授文王文王歷九師以授醫和醫和歷六師以授秦越人秦越人始定立章句歷九師以授華佗佗歷六師以授黃公黃公以授曹元　按難經八十一章漢書藝文志不載隋唐志中方見題爲秦越人撰謂吳太醫令呂廣嘗註之則其文當在三國前廣書今不傳然唐張守節註史扁鵲傳所引難經

私立福州中醫專校

悉與今合則今書猶古本矣其曰難經者謂經文有疑各設問難以明之其中有此稱經云而素問靈樞無之者則今內經傳寫之脫簡也其文辯析精微詞旨簡遠讀者不能遽曉故歷代醫家多有註釋

黃帝逸典十三卷　唐藍采和註自序謂立功人寰莫如醫藥乃註此書而附論藥性藥方於後藥性兼及構造原理藥方兼及配合方法可備治病斟酌之用

小兒藥證直訣三卷　宋大梁閻孝忠所編錢乙方論也乙在宋宣和間以巫方氏顱顖經治小兒甚著於時故孝忠集其舊法以爲此書上卷論證中卷爲醫案下卷爲方陳振孫書錄解題馬端臨文獻通考並著錄明以來舊本久佚惟雜見諸家醫書中清初編四庫全書從永樂大典錄出得論證四十七條醫案二十三條方一百十四條各以類編仍爲三卷又得閻孝忠序一篇劉跂所作錢仲陽傳一篇並冠簡端當時自謂條理整然幾復其舊然清季周學海從書肆得仿宋刻本次第則頗有不同後又附閻孝忠小兒方董汲斑疹方各一卷以校清初集本則又有以閻氏方論誤入錢書者乃依宋本校定藥味分量間有不同各附註於本方之末孝忠書錄解題及通考皆作季忠清初輯是書時疑永樂大典傳寫之誤改作季周氏得宋本亦作孝忠又是書清初輯本作眞訣宋本則作直訣周氏則亦仍宋本云此書又有薛鎧加案

私立福州中醫專校

本在薛氏醫案中

史載之指南方二卷　宋史堪撰論四時外感內傷之脉證治法共爲三十二門後又附食療諸方數十則其隨證論脉條分縷析頗能獨闢新思方藥多用麻黃羌活三稜莪朮發汗利血之品者蜀中寒氣滯血痺也又多用狗脊巴戟寄生萆薢强筋健力之品保正化邪厥旨幽妙但久無傳本近吳興陸氏刻之十萬卷樓叢書中皖南周學海又以其詞旨古奧爲之評注而刊之

外科精要三卷　宋陳自明撰凡六十篇末附瘡瘍隱括關鍵處治法一篇其書論治癰疽原委頗爲完備託裏排膿諸方均爲近世醫家所宗

崔眞人脈訣一卷　舊本題紫虛眞人撰東垣老人李杲校評陶宗儀輟耕錄稱宋淳熙中南康崔紫虛隱君嘉彥以難經於六難專言浮沈九難專言遲數故用爲宗以統七表八裏而總萬病卽此書也宋以來諸家書目不著錄焦竑國史經籍志始載之東垣十書取以冠首李時珍亦附入瀕湖脈學中至其旁註評語眞出李杲與否則無可徵信矣

扁鵲心書三卷　宋竇材撰託名扁鵲所傳上卷論病理中卷論傷寒下卷論雜病祭首有材序文謂少習張仲景王叔和孫思邈孫兆初虞世朱肱之書祇能治小疾不能治大病後遇關

中老醫授以方術始得洞悉原理治病百發百中又有進玉帝青詞一首進朝廷表一首皆署紹興十六年武翼郎竇材考材爲南宋醫生明於鍼灸故所撰述極稱灸法之神而闢仲景藥骨傷筋之說不知治病各有所宜寒濕宜於溫通灸法自捷於湯藥若陰虛血槁之證豈可一例施治然書中所論實係宋人著作亦可以資參考也

傷寒九十論一卷　宋許叔微撰記治驗九十種之傷寒證各附以論斷語剖晰頗精

傷寒百證歌五卷　宋許叔微撰鶩傷寒論中證候爲百種各爲一歌音節和諧可誦每句之下復有註釋

瘡瘍經驗全書十三卷　舊本題宋竇漢卿撰卷首署燕山竇漢卿而申時行序乃稱漢卿合肥人以瘍醫行於宋慶歷祥符間嘗治太子疾愈封爲太師所著有竇太師全書其裔孫夢麟亦工是術因增訂付梓云云攷宋史藝文志不載此書僅有竇太師子午流注一卷亦不詳竇爲何名疑其說出於附會且其中治驗亦夢麟所自述或即夢麟託之乃祖也

產寶諸方一卷　不著撰人名氏　按宋史藝文志不載此書惟陳振孫書錄解題有之元明以後醫者罕談永樂大典尙錄有七十餘方又有十二月產圖一篇與振孫所記均合蓋即宋時原本又別有序論一首王月卿序一首文半殘闕當亦原書之佚簡也其方於保產之法頗

私立福州中醫專校

爲賅備而編次爲永樂大典所亂已不可復考清初四庫脩書時以類分排首調經養血次安胎次胎中諸病次催生次產後次雜病仍爲一卷其中所引各方多爲後人所承用如人參飲子一方與朱丹溪所製之達生散品味雖多寡不同而以大腹皮爲君人參爲輔命意無異知丹溪實本此而增損之又如張潔古以枳殼白朮爲束胎丸後人論其不宜於藜藿之軀易以白朮黃芩相沿至今爲便產良方不知潔古方祖亦本是書所載之枳殼湯惟其中多用降氣破血之品辛熱震動之劑則古人稟厚可受攻伐似未可概施於後來也

集驗背疽方一卷　宋李迅撰此書見於陳振孫書錄解題稱所集凡五十三條其議論詳盡曲當馬端臨經籍考亦著於錄而題作李逸撰據此書郭應祥序則通考誤也背疽爲患至鉅俗醫剽竊一二單方或妄施刀針而於受病之源發病之形及夫用藥次第節宣禁忌之所宜俱置不講故夭折十恒八九今迅所撰於集方之前俱系以論說凡診候之虛實治療之節度無不斟酌輕重辨析毫芒使讀者瞭如指掌中如五香連翹湯內補十宣散加料十全湯加減八味丸立效散之類皆醇粹無疵足稱良劑至忍冬丸與治乳癰發背神方皆祗金銀花一味用味易而收功多於窮鄉僻壤難以覓藥或貧家無力服藥者尤爲有益洵瘍科中之善本矣清初編四庫書時從永樂大典錄出仍爲一卷其麥飯石膏及神異膏二方大典偶佚據蘇沈

良方及危亦林得效方補入又赤水玄珠亦載有神異膏方與得效方稍有不同亦幷列之以備參考焉

傳信適用方二卷　不著撰人名氏宋史藝文志載此書亦不云誰作而別有劉禹錫傳信方二卷考此書每方之下皆註傳自某人中有引及和劑局方者必非禹錫書也書錄解題有傳道適用方二卷稱拙庵吳彥夔淳熙庚子撰與此本卷帙正同知此即彥夔之書傳寫譌信爲道也今本由宋槧影寫前後無序跋所錄皆經驗之方可爲考溯唐宋古方之一助中有八味丸問難一條尤深得製方之旨其餘各方雖經後人選用而採擇未盡者尚多末附夏德治奇疾方三十八道其書罕見單行之本明李時珍本草綱目所載疑或從此鈔出也

十藥神書　元葛乾孫著因書中共有十方故名乾孫自謂得之異人治虛勞吐血之證無不效驗清時葉天士首宗之嗣陳脩園得其原本稱其奇而不離於正爲注刊行於世

十四經發揮三卷　元滑壽撰謂督任二經包乎背腹各有專穴諸經滿而溢者此則受之當與十二經並重於鍼石診脈均有發明之功

丹溪心法五卷　元朱震亨遺書也內分一百門於外感內傷外證婦科幼科咸備前有十二經見證等論六篇後有附錄丹溪翁傳傳載丹溪晚年循張翼等請著格致餘論局方發揮傷

私立福州中醫專校

寒辨疑本草衍義補遺外科精要新論諸書而不及心法蓋此乃丹溪死後門弟子記其師之精意微言裒集成書丹溪之學於世最詳今所行者爲成化時程充之校刊本

陰證畧例一卷　元王好古撰以傷寒陰證較陽證尤難辨故作專書以發明之審證用藥具有條理前有麻革信之序清初四庫館中錄海藏醫書有醫壘元戎此事難知湯液本草三種獨無此書而明人之編東垣十書者亦未之見益知爲罕覯秘笈或訾其用藥過于溫熱不知此書專論陰證豈可雜入陽證治法且當金元之交蒙古人挾其朔方勁悍之氣加以膏粱肥濃之養柰以剛劑往往有效故所著多因此立言非海藏之不知陽證治法也

保嬰撮要八卷　明薛鎧撰分門纂輯於幼科證治最爲詳悉其論乳下嬰兒有疾必調治其母母病子病母安子安且云苦於服藥亦當令母服之藥從乳傳其效自捷皆發前人所未發其子己又以其所治驗附於各門之後皆低一格書之後人集己遺書爲薛氏醫案此書亦在其中別有嘉靖丙寅所刻之本卷首蘇州府知府林懋舉序有請己纂而約之之語疑鎧但草創此書其編纂成帙實出己手故後人收入己書中也

急救仙方六卷　不著撰人名氏宋志及諸家書目均未著錄惟焦竑國史經籍志載有救急仙方十一卷註云見道藏亦不言作者爲誰考白雲齋道藏目錄太元部惻字號中有急救仙

私立福州中醫專校

方與永樂大典所載合則熊氏誤倒其文爲救急也瘍醫自周禮卽自爲一科然傳習其術者多不能通古人之意是編於背瘡疔瘡眼科痔證四者所載證治尤詳蓋作者所擅長在此中間如論背瘡條內所載蓮子蜂窠散走流注腎俞諸發名目猥衆乃能一一討論各詳其證之形狀與得病之因療治之法條分縷析爲後來瘍科所未及其疔瘡門內所立追疔奪命湯一方備詳加減之法學者苟能觸類旁通亦足以資博濟之用非精於是術者不能作也雖雜瘡雜證諸門稍有闕佚然綱要具存正不以不完爲病矣

活幼心法八卷　明聶尙恒撰痘疹係晚出之病前此醫家立論多執疹病屬心火之說用寒涼解毒之藥頗多失宜是編推論病原辨晰證象自發熱以至收功逐層論列而痘疹治法始有途轍可循朱純嘏著痘疹定論其源實導於此書也

原機啓微二卷　明薛己撰上卷論目疾之原因及治法下卷論用藥之理後附以方附錄一卷則雜論各證亦均綴以方劑在眼科諸書中頗有條理

病機沙篆二卷　明李士材三書之一分論各病間有獨到之見

士材全書　明李中梓撰曰診家正眼曰病機沙篆曰本草通玄其弟子尤乘所刻各書闡發詳明於醫學多有心得也

私立福州中醫專校

女科撮要。明薛己撰。上卷論經水及外證。下卷專論胎產。共三十條。各條均附以治驗方藥。則彙列於各卷後。所論皆要言不煩。而具有至理。

上池雜說一卷。明馮時可撰。雜論醫學大意。主於溫補。伸東垣而抑丹溪。

丹溪心法附餘二十四卷。明方廣撰。因程用光所訂丹溪心法。多所贅列。或相矛盾。乃削其附錄。獨存一家之言。別以諸家方論與朱震亨相發明者。分綴於各門之末。然均非丹溪之原書也。

仁端錄十六卷。明徐謙撰。其門人陳葵刪定。專論治痘諸法。分別五臟所主及經絡傳變。觀形察色。條列方論。末論附治疹之法。按痘瘡之證。古所不詳。元明以來。著方立論者始衆。以固元氣爲主者。謂元氣既盛。自能驅毒氣使出。以攻毒氣爲主者。謂毒氣既解。始可保元氣無恙。於是攻補異途。寒溫殊用。痘家遂分爲兩歧。是編獨審證施療。無所偏主。推原本始。備載治驗。頗能持兩家之平。

外科樞要四卷。明薛己撰。己又有外科精要三卷。爲勘定陳自明之書。此書則己所自著也。首卷總論瘡瘍治法。及各種證候。二卷三卷。以病爲綱。先述理論。次附治驗。四卷。錄瘡瘍各證治方。及肩尖肘尖二穴圖。其條理較外科精義爲清晰。

私立福州中醫專校

志齋醫論二卷　明高士撰上卷專論痘疹下卷雜論陰陽六氣血脈虛實其說云今之醫者多非丹溪而偏門方書盛行則亦以朱氏爲宗者矣

玉機微義五十卷　明徐用誠撰劉純續增用誠原本名醫學折衷分中風痿傷風痰飲滯下泄瀉瘧頭痛頭眩欬逆痞滿吐酸痓癇風痹破傷風損傷十七類純以其條例未備又益以欬嗽熱火暑濕燥寒瘡瘍氣血內傷虛損積聚消渴水氣脚氣諸疝反胃脹滿喉痺婦人小兒三十三類始改今名仍於目錄各註續添字以相辨識或於用誠原本十七類中有所附論亦註續添字以別之明史藝文志惟著劉純之名蓋失考也其書雖皆採摭諸家舊論舊方而各附案語多所訂正飣餖非鈔撮者可比

明醫雜著六卷　明王綸撰一卷至四卷多雜論諸病及其治病方劑而治效附焉然亦有專論方藥者如一卷之論補陰丸枳朮丸化痰丸等是也又有專論治法者如三卷所附診家樞要是也此外砭切時弊者則有如論世醫效顰東垣丹溪治病輒自製方及偏東垣之法宜用於北丹溪之法宜用於南議論頗爲通達五卷均論小兒諸病六卷則爲附方蓋爲隨時筆記編次而成之作故以雜著稱之此書有薛己加案本刊入薛氏醫案中

痘疹金鏡錄四卷　明翁仲仁撰總括痘疹之病源治法及處方頗爲簡明且無論於寒熱攻

私立福州中醫專校

補之弊故今之研究痘疹者多以此為入門之書

眼科審視瑤函六卷　明傅仁宇撰一二卷為總論三四五六卷分論各種目疾皆以內經論運氣之語冠之於首而以諸疾分隸焉眼科書多者不死此書條理詳備亦可貴也

景岳全書六十四卷　明張介賓撰首為傳忠錄三卷統論陰陽六氣及前人得失次脈神章三卷錄診家要語次為傷寒典雜症謨婦人規小兒則痘疹詮外科鈐凡四十一卷又本草正二卷採藥味三百種以人參附子熟地大黃為藥中四維更推人參地黃為良相大黃附子為良將次新方二卷古方九卷皆分八陣曰補曰和曰寒曰熱曰固曰因曰攻曰散又別輯婦人小兒痘疹外科方四卷終焉其持論則謂金元以來河間劉守真立諸病皆屬於火之論丹溪朱震亨立陽有餘陰不足及陰虛火動之論後人拘守成方不能審求虛實寒涼攻伐動輒貽害是以力救其偏謂人之生氣以陽為主難得而易失者惟陽既失而難復者亦惟陽因專以溫補為宗頗足以糾鹵莽滅裂之弊然沿其說者不察證候之標本不究氣血之盛衰概補概溫謂之王道則矯枉過直其失與寒涼攻伐等矣

痘疹傳心錄十六卷　明朱惠明撰導源博愛心鑑寒涼溫補隨證處方未嘗偏執實集諸家之長後附慈幼心傳二卷則論與痘疹相蒙諸證而未出痘時之保攝及痘既痊後之調護亦

悉該焉此書之刻入六醴齋叢書中者末後附以痘疹定論一卷

溫疫論二卷　明吳有性撰謂四時不正之氣發爲瘟疫其病與傷寒相似而逈殊古書未能分別乃著論以發明之大抵謂傷寒自毫竅而入中於脈絡從表入裏故其傳經有六自陽至陰以次而深瘟疫自口鼻而入伏於募原其邪在不表不裏之間其傳變有九或表或裏各自爲病有但表而不裏者有表而再表者有但裏而不表者有裏而再裏者有表裡分傳者有表裏分傳而再分傳者有表勝於裏者有先表而後裏者有先裏而後表者其間有與傷寒相反十一事又有變證兼證種種不同並著論制方一一辨別其顯然易見者則脈在不伏不沉之間中取之乃見舌必有胎初則白甚則黃太甚則黑而芒刺也其謂數百溫疫之中乃偶有一傷寒數百傷寒之中乃偶有一陰證未免矯枉過直然古人以溫疫爲雜證醫書往往附見不立專門又或誤解素問冬傷於寒春必病溫之文妄施治療有性因崇禎辛巳南北直隸山東浙江大疫以傷寒治之不效乃推究病源參稽醫案著爲此書溫疫一證始有繩墨可定亦可謂有功於世矣

運氣定論一卷　明董說撰凡四論八圖辨素問所論運氣當在六元正紀大論原文久佚故晋皇甫謐作甲乙經隋全元起註素問皆云亡失唐王冰始私採陰陽大論七篇補之詭云秘

私立福州中醫專校

藏舊本劉守眞楊子建遞變其說亦皆乖謬因著此書以闢之定以六氣爲經五運爲緯氣靜運動上下周流天始於甲地始於子數窮六十循環無端其說甚辨然運氣之主病猶分野之占天以爲不驗亦有時而中以爲必驗亦未必皆然天道遠人事邇治病者求之望聞問切參以天時地氣亦足得其大概正不必辨無證無形事也

易氏醫案一卷　明易大艮所自記凡十六則盧復刻之淸王琦又重刻之雖系醫案而論病源及用藥之理頗爲明透故復跋語稱其眞際理諦精詳縝密讀之可以開人心眼云云

黃帝內經素問靈樞合編十八卷　明馬蒔撰蒔主素靈二書卽藝文志內經十八篇之說故以二書合編所分章節較王冰本爲簡當註有正注有夾注多偏於陰陽五行之說故不覺其詞之冗也

萬氏家傳保命歌括三十五卷　明萬全撰自第一卷至第十卷爲中風中寒中暑中濕內傷瘟疫氣病血病痰病火病等篇自十一卷至二十卷爲鬱病虛損腰痛脚氣痿痹疝氣欬嗽哮喘霍亂嘔吐吞酸嘈雜等篇自二十卷至三十五卷爲泄瀉痢疾瘧疾痞疾脹滿脇痛積聚噎膈頭痛頭風頭眩心痛腹痛脅痛二便秘攝生醫案等篇每篇採集古書詳論一證頗亦切要篇首冠以七絕一首以便記誦

私立福州中醫專校

醫旨緒餘二卷　明孫一奎撰大旨發明太極陰陽五行之理備於心身分別臟腑形質手足經上下宗氣衛氣榮氣三焦包絡命門相火及各經絡配合之義又引黃庭經以證丹溪相火屬右腎之非引脈訣刊誤以駁三因方三焦有形如脂膜之謬分噎膈翻胃爲二證辨癲狂癎之異治皆卓然有特識其議論諸家長短謂仲景不徒以傷寒擅名守眞不獨以治火要譽戴人不當以攻擊蒙譏東垣不專以內傷奏績陽有餘陰不足之論不可以訾丹溪而攖寧生之技亦可並垂不朽尤屬持平之論

醫史十卷　明李濂撰採錄古來名醫自左傳醫和以下迄元李杲見於史傳者五十五人又採諸家文集所載自宋張擴以下迄於張養正凡十人其張機王叔和王冰王履戴原禮葛應雷六人則濂爲之補傳每傳之後濂亦各附論斷然如醫和診晉侯而知趙孟之死據和所稱主不能禦吾是以云蓋以人事天道斷之而濂以爲太素脈之祖扁鵲傳中趙簡子齊桓侯虢公各不同時自非同時濂亦無所考訂葛洪自屬道家但偶集方書不聞治驗乃一概收入則陶弘景之撰名醫別錄有功本草何以見遺褚澄遺書僞託顯然乃不能辨別反證爲眞本至於宋僧智緣本傳乃有善醫二字別無治驗特以太素脈知名與張擴之具有醫案者迥別載之醫家尤爲濫及遼濟魯古亦更無一事可述但以長亦能醫專事鍼灸二語遽爲立傳則當

私立福州中醫專校

立傳者又何限瀕他書頗可觀而此事乃冗雜特甚殊不可解惟其論倉公神醫乃生五女而不生男其師公乘陽慶亦年七十餘無子以證醫家無種子之術其理爲千古所未發有足取焉

女科秘傳全卷　原序稱蕭山竹林寺僧專治女科由來久矣杭嘉湖縉紳奉之若神仙以厚幣羅致之無虛日後邑宰責其還俗此本則夏晴嵐少府在籍時與僧交所得據僧稱昔時祖師入山得之異人傳授云

外科證治全生集六卷　清王維德撰出其曾祖若谷之傳凡治皆分別陰陽以濫用刀鍼爲戒且主消而不主託尤爲平穩

傳青主女科二卷　原題清傅山撰此書在山西鈔本頗多錯亂道光丁亥張鳳翔始校刻之後又刻入海山仙館叢書中然體例詞句仍不免參錯雜沓蓋未必青主之舊也此書又有陸懋脩重訂本較善

再重訂傷寒集註十卷　清舒詔撰其初稿刻於乾隆己未重訂於庚午又重訂於庚辰故以再重訂名其立說亦宗喻昌方則本徐忠可原方發明而擴充之

李氏醫鑑續補二卷　清李文來編醫鑑既成又以雜證及傷寒有未備者更輯爲續補二卷

私立福州中醫專校

末附汪昂所作三焦命門辨一篇稱醫鑑成後請正於昂詳校差謬玉成完璧更授以是篇附刻卷末則文來輯是書時昂尚無恙與所手定無異矣

素問完璧直講九卷　清高億撰億病歷代註素問者辭句繁費乃於每節爲之直講又命其徒羅濟川爲之詳注註者釋其疑難之名詞講者講其全節之文義也其發揮處亦頗得當惟刺法本病二篇自謂得之於三茅山韓渡觀道士其全文與今日通行之遺篇不同而論理則較爲切近合用亦學者所當研究也

產孕集二卷　清張曜孫撰凡分十三篇曰辨孕曰養孕曰孕宜曰孕忌曰孕疾曰辨產曰產戒曰用藥曰應變曰調攝曰懷嬰曰拯危曰去疾文詞爾雅體例亦精

痢疾論四卷　清孔毓禮撰謂諸家治痢言熱言寒辯有定論其實皆失之一偏云云其議論頗精詳

痧喉經驗闡解一卷　清顧玉峯撰謂世之治是疾者多重於咽喉忽於痧子早進寒涼遏伏癘邪主以表散開達爲治持論頗見透徹衛生鴻寶常採刻之

診宗三昧一卷　清張璐撰首宗旨次醫學次色脈次脈位次脈象次經絡次師傳次口問次逆順次異脈次婦人次嬰兒其醫學篇有云王氏脈經全氏太素多拾經語溷廁雜說於中偶

私立福州中醫專校

一展卷不無金屑入眼之憾他如紫虛四診丹溪指掌攖寧樞要瀕湖脈學士材正眼等要皆刻舟求劍按圖索驥之說夫得心應手之妙如風中鳥迹水上月痕苟非智慧辨才烏能測其微於一毫端上哉

溫熱經緯五卷　清王士雄撰士雄論溫熱亦主有伏氣外感之殊是時首列內經名伏氣溫熱篇次輯仲景說分溫病熱病濕溫疫病篇次取顧景文所刻溫證論治及臨證指南之幼科一卷名外感溫熱篇三時伏氣外感篇次刻陳祖恭語及薛雪濕熱條辨名外感溫病篇濕熱病篇次採余師愚疫疹一得名疫病篇均雜採各家之說附以己意爲之詮釋末爲方論士雄爲治溫熱病之能手故其所輯均精當可取

慎疾芻言一卷　清徐大椿撰大椿著醫學源流砭切庸醫不遺餘力是編爲晚年所作專抉摘醫家誤人病家輕信之弊詞氣尤激然其持論通達透闢醫家固當視爲棒喝病家亦應奉爲南鍼也此書又有王士雄校刊本改名醫砭

臨證指南醫案十卷　清葉桂撰桂生平不事著述此書爲無錫華南田所緝刻分類既疏所存案又蕪雜頗有瑜不掩瑕之弊乾隆間朱墨刻本並載徐大椿評騭者糾正處頗多此書又有續選

痘科紅爐點雪　清葉向春撰首載順痘八種逆痘十四種險痘十二種並附載雜痘多種於痘瘡虛實寒熱之辨及傳變生死之驗法頗詳後附痘形圖說及歌訣

女科輯要二卷　清沈文彭撰此書傳本頗少王士雄妻父徐政杰有藏本加以評注士雄又叅訂而刻之在女科中最爲晚出新說頗多　又八卷清周紀常撰合景岳婦人規竹林寺女科二書并采達生編及名人方論旣成得單養賢胎產全書並采其下卷四十論附刻焉

喉痧正的一卷　清曹心怡撰謂喉痧重在痧子當主發表然發表非難清裏爲難清裏非難清之而適如其分爲難頗多中的之語

溫病條辨六卷　清吳瑭撰首總論次分別上中下三篇次列雜說救逆病後調治及產後小兒等頗有條理然書中亦有瑜不掩瑕之處如誤稱溫病以桂枝湯主之似與仲景原文相混學者當分別以觀爲是

傷寒來蘇集　清柯琴所撰傷寒論注及論翼之總稱

溫熱暑疫全書四卷　清周揚俊撰此書以治瘟熱者多不知用寒凉而作其治暑則宗潔古東垣之法以得之動靜分陰陽

醫林改錯二卷　清王清任撰清任苦心訪驗以改正古書所載臟腑之誤實爲我國人體生

理學之發明一大家故其論病亦頗有獨到之言如論痘瘡非由胎毒等是也然其立方頗欠條理而立補陽還五一方以治半身不遂尤爲未妥

傷寒兼證析義一卷　清張倬撰專論傷寒而挾雜病者分中風虛勞中滿腫脹噎膈反胃內傷宿食咳嗽咽乾閉塞頭風心腹痛亡血多汗積聚動氣疝氣淋濁瀉痢胎產凡十七種設爲問答以發明之按傷寒論所謂合病併病祇言六經兼證而不及雜病醫者不明兼證之意往往於脈證參差之際或顧彼而失此或治此而妨彼爲害頗深此書一一剖析使治病者不拘於一隅不惑於多岐亦可謂有功於傷寒矣

痘科溫故集二卷　清唐威原撰此書本明翟良痘科類編而參以翟氏再傳弟子房陸之說其原序謂見點以後三日內方出未透爲伏六日內應長不長爲鬱伏者宜發鬱者宜達翟書伏詳鬱畧房氏則長於治鬱云

女科要旨四卷　清陳念祖撰其子元犀續成之論調經種子胎前產後諸病暨調養之法以及雜病外科頗多精到語附論陰挺一證闢當時俗醫之說尤有心得

第三章　醫學原委之宜了解

明呂復醫門羣經辨論

古方論

內經素問世稱黃帝岐伯問答之書及觀其旨意殆非一時之言其所撰述亦非一人之手劉向指爲諸韓公子所著程子謂出於戰國之末而其大畧正如禮記之萃於漢儒而與孔子子思之言並傳也蓋靈蘭秘典五常政六元正紀等篇無非闡明陰陽五行生制之理配象合德實切於人身其諸色脉病名鍼砭治要皆推是理以廣之而皇甫謐之甲乙楊上善之太素亦皆本之如此而微有異同醫家之大綱要法無越是書矣然按西漢藝文志有內經十八卷及扁鵲白氏二內經凡三家而素問之目乃不列至隋經籍志始有素問之名而不指爲內經唐王冰乃以九靈九卷牽合漢志之數而爲之註釋復以陰陽大論託爲其師張公所藏以補其亡逸而其用心亦勤矣惜乎朱墨混淆玉石相亂訓詁失之於迂疎引援或至於未切至宋林億高若訥等正其誤文而增其缺義頗於冰爲有功今於各篇之內註意與經相類者仍斷章摘句而釋以已意冀與同志商確非敢妄議前修也內經靈樞漢隋唐藝文志皆不錄隋有鍼經九卷唐有靈寶註及黃帝九靈經十二卷而已或謂王冰以九靈更名爲靈樞又謂九靈尤詳於鍼故皇甫謐名之爲鍼經卽隋志鍼經九卷苟一書而二名不應唐別出鍼經十二卷也所謂靈寶註者乃扁鵲太元君所纂世所罕傳宋季有靈樞畧一卷今亦湮没紹興初史崧幷

是書爲十二卷而復其舊較之他本頗善學者當與素問並觀蓋其旨意互相發明故也本草三卷舊稱神農本經漢藝文志未詳至梁陶隱居始尊信而表章之謂此書應與素問同類但後人多更修飾之耳秦皇所焚醫方卜術不與故猶得全錄及遭漢獻之遷徙晉懷之奔迸文籍焚燹千不遺一今之所存有此三卷是其本經然所出郡縣乃後漢時制疑張仲景華元化所記舊經之藥止三百六十五種因而註釋分爲七卷唐李英公世勣與蘇恭參攷得失又增一百一十四種分爲二十卷世謂之唐本草宋劉翰等又附益醫家當用者一百二十種僞蜀孟昶亦命其臣韓保昇等以唐本圖經參攷增廣世謂之蜀本草至宋掌禹錫等補註新舊藥合一千八十二種定以白字爲神農所說墨字爲名醫所傳草石之品可謂大備也若雷公以下桑邕徐大山秦承祖王季璞鄭虔諸公所撰名本草者凡三十九部三百五十卷雖顯晦不齊無非輔翼舊經焉耳近代陳衍作本草折衷王好古作湯液本草亦刪繁之遺意也竊意舊記郡縣古今沿革不同及一物而根苗異名或同名異質而主療互見者尚須考定俾歸於一可也難經十三卷乃秦越人祖述黃帝內經設爲問答之辭以示學者所引經言多非靈素本文蓋古有其書爾今亡之耳隋時有呂博望註本不傳宋王惟一集五家之說而醇疵或有相亂惟虞氏粗爲可觀紀齊卿註稍密乃附辨楊元操呂廣王宗正三子之非周仲立頗加訂異

而考證未明李子野亦爲句註解而無所啓發近代張潔古註後附藥殊非經意王少卿演繹其說目曰重元亦足以發前人之藴余嘗輯諸家之長先訓詁而後辭意竊附鄙說其間以便後學未敢以爲是也傷寒論十卷乃後漢張機仲景用素問熱論之說廣伊尹湯液而爲之至王叔和始因舊說重爲譔次而宋成無己復爲之註釋其後龐安常朱肱許叔微韓祇和王實之流固亦互有開發而大綱大要無越乎汗吐下溫四法而已蓋一證一藥萬選萬中千載之下如合符節前修指爲群方之祖信矣所可憾者審脉時汨王氏之言三陰率多斷簡況張經王傳亦往往反復後先亥豕相雜自非字字句句熟玩而精思之未有能造其閫奥者陳無擇嘗補三陰證藥於三因論其意盖可見矣近人徐止善作傷寒補亡恐與先哲之意不合余因竊舉大要以補成氏之未備知醫君子或有所取也脉經十卷乃西晋太醫令王叔和本諸內經素問九靈及扁鵲仲景元化之說裒次而成實醫門之龜鏡診切之指的自與近代倣託鈐決者不同歷歲既深傳授不一各秘所藏互有得失至宋秘閣林億等始考證謬妄頗加改易意其新譔四時經之類皆林氏所增入陳孔固何大任毛升王宗卿輩皆嘗審訂刊傳今不見多近人謝堅白以其所藏善本刻於豫章傳者始廣余嘗摭其精語并引內經之辭作診切樞要二卷非敢剪其冗複間亦補其缺漏且附私語各條之下以與同志研究爾脉訣一卷乃六

私立福州中醫專校

朝高陽生所撰託以叔和之名謬以七表八裏九道之目以惑學者通精子劉元賓爲之註且續歌括附其後辭既鄙俚意亦滋晦今代王兆國刪其舊辭而益以新語既不出其畦逕安能得乎原本餘如青溪徐裔甄權李上交輩皆而譔著凡十餘家亦每蹈襲前說在叔和之所不取讀者止記入式歌以馴至乎脈經可也病湯論五十卷乃隋大業太醫博士巢元方等奉勅譔集原諸病候而附以養生導引諸法裒成一家之書醇疵相混蓋可見矣宋之監署乃用爲課試元復循襲列醫門之七經然附會雜揉非復當時之舊具眼者當自見之吳景賢亦作病源一書近代不傳天元玉冊元誥十卷不知何人所作歷漢至唐諸藝文志俱不載錄其文自與內經不類非戰國時書其間有天皇眞人昔書其文若道正無爲先天有之太易無名先於道生等語皆老氏遺意意老氏之徒所著大要推原五運六氣上下臨御主客勝復政化淫正及三元九宮太乙司政之類殊爲詳明深足以羽翼內經六微旨五常政等篇太元君扁鵲爲之註猶郭象之於南華非心學之所易曉觀其經註一律似出一人之手謂扁鵲爲秦越人則傳中無太元君之號舊門倣託率多類此元珠密語十卷乃啓元子所述其自序謂得遇元珠子而師事之與我啓蒙故自號啓元子蓋啓問於元珠也目曰元珠密語乃元珠子密而口授之言也及考王氏素問序乃云辭理秘密難粗論述者別譔元珠以陳其道二序政自相類意

者元珠之名取諸蒙莊子所謂黃帝遺元珠使象罔得之之語則師事元珠子而號啓元者皆妄也宋高保衡等較正內經乃云詳王氏元珠世無傳者今元珠乃後人附託之文耳雖非王氏之書亦於素問九卷二十四卷頗有發明余嘗台素問觀之而密語所述乃六氣之說與高氏所指諸卷全不相侔疑必刊傳者有所誤也原其所從蓋檃括內經六微旨及至眞要等五藁淯天元玉册要言而附會雜說其諸紀運休祥之應未必可徵實僞書也苟啓元別撰果見於世又豈止述氣運一端而已覽者取其長而去其短可也中藏經八卷少室山鄧處中云華先生佗游公宜山古洞值二老人授以療病之法得石牀上書一函用以施試甚驗余乃先生外孫因弔先生寢室夢有所授獲是書於石函中其託爲荒誕如此竟不考傳獄吏焚書之實其僞不攻自破按唐志有吳普集華氏藥方別無中藏之名普其弟子宜有所集竊意諸論非普輩不能作鄧氏時附別方而更今名耳蓋其方所用太平錢幷山藥者蓋太平乃宋熙陵初年號薯蕷以避後陵偏諱而始名山藥其餘可以類推然脉要及察聲色形證等說必出元化遺意覽者細爲審諦當自知之聖濟經十卷宋徽宗所作大要祖述內素而引援六經旁及老氏之言以闡軒岐遺旨政和間頒是經於兩學辟雍生吳提爲之講義若達道正紀等篇皆足以裨益政道啓迪衆工餘如孕元立本制字命物一二三章釋諸字義失於穿鑿良由不考六書

之過瑕瑜具存固無害於美玉也其論諸醫有曰扁鵲醫如秦鑑燭物妍媸不隱又如弈秋遇敵著著可法觀者不能察其神機倉公醫如輪扁斲輪得心應手自不能以巧思語人張長沙醫如湯武之師無非王道其攻守奇正不以敵之大小皆可制勝華元化醫如庖丁解牛揮刃而肯綮無礙其造詣自當有神雖欲師之而不可得孫思邈醫如康成註書詳於訓詁其自得之妙未易以示人味其膏腴可以無饑矣龐安常醫能啓扁鵲之所秘法元化之可法使天假之年其所就當不在古人下錢仲陽醫如李靖用兵度越縱舍卒與法會其始以顱顖方著名於時蓋因扁鵲之因時所重而為之變爾陳無擇醫如老吏斷案深於鞫讞未免移情就法自當其任則有餘使之代治則繁劇許叔微醫如顧愷寫神神氣有餘特不出形似之外可模而不可及張易水醫如濂溪之圖太極分陰分陽而包括理氣其要以古方新病自為家法或者失察欲指圖為極則近乎畫蛇添足矣劉河間醫如槖駝種樹所在全活但假冰雪以為春利於松柏而不利於蒲柳張子和醫如老將對敵或陳兵背水或濟河焚舟置之死地而後生不善效之非潰則北矣其六門三法蓋長沙之緒餘也李東垣醫如絲弦新緪一鼓而竽籟並熄膠柱和之七絃由是而不諧矣無他希聲之妙非開指所能知也嚴子禮醫如歐陽詢寫字善守法度而不尚飄逸學者易於摹倣終乏漢晉風度張君度醫專法仲景如簡齋賦詩并有少

陵氣韻王德膚醫如虞人張羅廣絡原野而脫免殊多詭遇獲禽無足算者耳

虞博醫學正傳

或問

或問醫學源流自軒岐以來以醫術鳴世與夫著書立言俾後人之可法者幾何人哉請明以告我曰余嘗閱故學士宋公景濂之文而得其說矣請陳如左夫黃帝內經雖疑先秦之士依倣而作之其言深而要其旨邃以宏其攷辯信而有徵是當爲醫家之宗下此則和緩秦越人和緩無書可傳越人所著八十一難經則皆舉內經之要而推明者也又下此則淳于意華佗佗之熊經鴟顧固亦導引家之一術至於刳腹背湔腸胃而去疾則涉於神怪矣意之醫狀司馬遷備誌之其所謂迵風沓風者今人絕不知爲何病也況復求其治療之深旨乎又下此則張機之金匱玉函經及傷寒諸論誠千古不刊之妙典第詳於六氣所傷而於嗜慾食飲罷勞之所致者畧而不議兼之文字錯簡亦未易以序次求之也又下此則王叔和叔和纂岐伯華佗等書爲脉經叙陰陽內外辨三部九候分人迎氣口條陳十二經絡洎夫三焦五臟六腑之病最爲著明惜乎爲妄男子括以膚陋之脉歌遂使其本書不盛行於世也又下此則巢元方其病源候論似不爲無所見者但言風寒二氣而不著溫熱之文乃其失也又下此則王氷氷

私立福州中醫專校

推五運六氣之變撰爲天元玉策周詳切密亦人之所難苟泥之則局滯而不通矣又下此則王燾孫思邈思邈以絕人之識操慈仁惻隱之心其千金方翼及粗工害人之禍至爲憤切後人稍闚其藩垣亦足以術鳴但不製傷寒之書或不能無遺憾也燾雖闡明外臺秘要所言方證符禁灼炙之詳頗有祖述然謂鍼能殺生人而不能起死人者則一偏之見也又下此則錢乙龐安時許叔微叔微在準繩尺寸之中而無所發明安時雖能出奇應變而終未離於範圍二人皆得張機之粗者也惟乙深造機之閫奧擷而其精華建爲五臟之方各隨所宜謂肝有相火則有瀉而無補腎爲眞水則有補而無瀉皆啓內經之秘尤知者之所取法也世槩以嬰儒醫目之何其知乙之淺哉其遺書散亡出於閻孝忠所集者多孝忠之意初非乙之本眞也又下此則上谷張元素河間劉完素睢水張從政元素之與完素雖設爲奇夢異人以神其授受實闡乙之風而興起焉者若從政則又宗乎完素者也元素以古方今病決不能相値治病一切不以方故其書亦不傳其有存於今者皆後來之所附會其學則東垣李杲深得之杲推明內外二傷而多注意於補脾土之說蓋以土爲一身之主土平則諸臟平矣從政以汗吐下三法風寒暑濕燥火六門爲醫之關鍵其治多攻利不善學者殺人完素論風火之病以內經病機氣宜一十九條著爲原病式闡奧粹微有非大觀官局諸醫所可髣髴究其設施則亦不

越攻補二者之間也。近代名醫。若吳中羅益。滄洲呂復。皆承東垣之餘緒。武林羅知悌。丹溪朱彥修。各挹完素之流風。又若台之朱佐。越之滑壽。咸有著述。未易枚舉。嗟乎。自有內經以來。醫書之藏有司者。凡一百七十九家。二百有九部。一千二百五十九卷。亦不爲不多矣。若夫歷代名醫出處。舉其最著言之耳。豈能悉具於斯乎。或問醫學授受之源。既得聞命矣。未審吾子之學。何所適從。傳曰。醫不三世。不服其藥。或謂祖父相承。謂之三世。或謂善讀三世之書。則爲三世之醫。子讀三世之書歟。爲祖父相承之家學歟。請明言其故可乎。曰。草莽之學。其可云乎。然醫不止於三世。而其書又奚止於三代哉。當取其可法者言之耳。予同邑丹溪朱彥修先生上承劉張李三家之學。而得羅太無之依歸。以醫道大鳴於當世。遐邇咸取法焉。予叔曾叔祖誠齋府君。幸與丹溪生同世居同鄉。於是獲沾親炙之化。亦以其術鳴世。故予祖父相承家傳之學。有所自來。予惟愧夫才疎質鈍。而不能奉揚箕裘之業爲憾耳。奚足道哉。

或問人之壽夭。各有天命存焉。凡人有生必有死。自古皆然。醫何益乎。曰。夫所謂天命者。天地父母之元氣也。父爲天。母爲地。父精母血。盛衰不同。故人之壽夭亦異。其有生之初。受氣之兩盛者。當得相中之壽。受氣之偏盛者。當得中下之壽。受氣之兩衰者。能保養僅得下壽。不然多夭折。雖然。又不可以常理拘泥論也。或風寒暑濕之感於外。饑飽勞役之傷乎內。豈能一一盡

私立福州中醫專校

乎所稟之元氣耶。故上古神農氏嘗百草製醫藥。乃欲扶植乎生民。各得盡乎天年也。今野人有不信醫而信巫。枉死者皆不得盡乎正命而與巖墻桎梏死者何異焉。或曰。今之推命者。皆以所生日時之天上星辰推算其生死安危。無不節節應驗。子以父母之元氣爲天命。恐非至當之語。曰。天人之理。盛衰無不脗合。如河出圖。洛出書。聖人取以畫八卦。而成易書。凡人之一動一靜。與夫急凶消長之理。進退存亡之道。用之以卜筮。毫髮無差。雖然。聖賢諄諄教誨。必使盡人事。以副天意。則凶者化吉。亡者得存。未嘗令人委之於天命也。傳曰。修身以俟命而已矣。是故醫者。可以通神明而權造化。能使夭者壽。而壽者仙。醫道其可廢乎。

或問古者醫家有禁呪一科。今何不用。曰。禁呪科者。即素問祝由科也。立教於龍樹居士。爲移精變氣之術耳。可治小病。或男女入神廟驚惑成病。或山林溪谷衝著惡氣。其證如醉如癡。此爲邪鬼所附。一切心神惶惑之證。可以借呪語以解惑安和而已。古爲龍樹呪法之書行於世。今流而爲師巫。爲降僮。爲師婆。而爲扇。或人民哄嚇取財之術。噫。邪術爲邪人用之。知理者勿用也。

第四章　醫家特長之宜參究

王綸明醫雜著

醫論

或問仲景東垣河間丹溪諸書孰優學之宜何主曰宜專主內經而博觀乎四子斯無弊矣蓋醫之有內經猶儒道之六經無所不備四子之說則猶學庸語孟爲六經之階梯不可缺一者也四子之書初無優劣但各發明一義耳仲景見內經載傷寒而其變遷反覆之未備也故著論立方以盡其變後人宗之傳用既久漸失其眞用以通治溫暑內傷諸證遂致誤人故河間出而始發明治溫暑之法東垣出而始發明治內傷之法河間之論即內經五運六氣之旨東垣之說即內經飲食勞倦之義仲景非不知溫暑與內傷也特其著書未之及河間東垣之於傷寒則遵用仲景而莫敢違矣至於丹溪出而又集諸醫之大成發明陰虛發熱類乎外感內傷及濕熱相火爲病甚多隨證著論亦不過闡內經之要旨補前賢之未備耳故曰外感法仲景內傷法東垣熱病用河間雜病用丹溪一以貫之斯醫道之大全矣

或問仲景處方藥品甚少及東垣用藥多至二十餘味丹溪云余每治病效東垣用藥效仲景處方庶品味數少則藥力專丹溪何以不法東垣而效仲景耶曰明察藥性莫如東垣蓋所謂

私立福州中醫專校

聖於醫者也。故在東垣則可多他人而效其多。斯雜亂矣。東垣如韓信將兵多多益善。丹溪不過能將十萬。故不敢效其多。

或問人言東南氣熱可服寒藥。西北氣寒可服溫藥。然今東南之人。常服胡椒薑桂。不見生病。而西北之人畏食椒薑辛熱之物何也。曰東南雖熱然地卑多濕。辛熱食藥亦能劫濕。西北雖寒。然地高多燥。辛熱食藥。却能助燥。故治病用藥者須識此意。

丹溪先生治病不出乎氣血痰。故用藥之要有三。氣用四君子湯。血用四物湯。痰用二陳湯。又云久病屬鬱。立治鬱之方。曰越鞠丸。蓋氣血痰三病多有兼鬱者。或鬱久而生病。或病久而生鬱。或誤藥雜亂而成鬱。故余每用此方治病時。以鬱法參之。氣病兼鬱則用四君子加開鬱藥。血病痰病皆然。故四法者治病用藥之大要也。丹溪又云。近世治病多不知分氣血。但見虛病。便用參芪。屬氣虛者固宜矣。若是血虛。豈不助氣而反耗陰血耶。是謂血病治氣。則血愈虛耗。甚而至於氣血俱虛。故治病用藥須要分別氣血明白。不可混淆。

昔人有云。我但臥病即於胸前不時手寫死字。則百般思慮俱息。此心便得安靜。勝於服藥。此眞無上妙方也。蓋病而不慎則死。必至達此理者。必能清心克己。凡百謹慎而病可獲痊。否則雖有良藥無救也。世人遇病而猶恣情任性。以自戕賊者。是固不知畏死者矣。又有一等明知

私立福州中醫專校

畏死而怕人知覺諱而不言或病已重而猶强作輕淺態度以欺人者斯又知畏死而反以取死尤可笑也

東垣丹溪治病多自製方蓋二公深明本草藥性洞究內經處方要法故能自製自宋以來局方盛行人皆遵用不敢輕率自爲局方論證治病雖多差謬丹溪曾辨論之然方皆名醫所製其君臣佐使輕重緩急大小多寡之法則不差也近見東垣丹溪之書大行世醫見其不用古方也率皆效顰治病輒自製方然藥性不明處方之法莫究鹵莽亂雜反致生變甚有變症多端遂難識治耳且夫藥之氣味不同如五味子之味厚故東垣方少者五六粒多者十數粒今世醫或用二三錢石膏味淡薄故白虎湯用半兩今世醫不敢多用補上治上劑宜輕小今不論上下率用大劑丸散湯液各有攸宜今不論緩急率用湯煎如此類者多矣今之醫者若不熟讀本草深究內經而輕自製方鮮不誤人也

或問今人有言東垣之法宜用於北丹溪之法可行於南如何曰東垣北醫也羅謙甫傳其法以聞於江浙丹溪南醫也劉宗厚世其學以鳴於陝西果如人言則本草內經皆神農黃帝岐伯之說亦止宜施於北方耶夫五行所生異病及治之異宜內經異法方宜論五常正大論已詳言之矣又如北方多寒南方多熱江湖多濕嶺南多瘴謂其得此氣多故亦多生此病非謂

北病無熱南病無寒也至於治寒以熱治熱以寒則五方皆同豈有南北之異耶但人之臟腑火各居二天之六氣熱居三分又半故天下之病熱多而寒少觀內經至眞大論病機一篇可見又濕熱相火致病甚多自太僕註文湮沒以致局方偏用燥熱之藥故丹溪出而闡內經之旨辨局方之偏論濕熱相火之病以補前人之未備耳後人不識見其多用芩連梔柏等苦寒之藥遂以爲宜於南淺矣哉

徐春甫古今醫統

古醫十四科

古醫十四科中有脾胃科而今亡之矣道藏經中頗有是說自宋元以來止用十三科考醫政其一爲風科次傷寒科次大方脈科次小方脈科次婦人治產科次鍼灸科次眼科次咽喉口齒科次瘡瘍科次正骨科次金鏃科次養生科次祝由科國朝亦惟取十三科而已其脾胃一科終莫之續元李杲著脾胃論極其精詳但不言十四科之闕此不知其得舊本而加以己意歟抑盡爲創著而得上古之同然歟是誠醫道之大幸也甫觀今世醫者多不工於脾胃祗用反治之法攻擊疾病以治其標惟知以寒治熱以熱治寒以通治塞以塞治通而已用寒因寒用熱因熱用通因通用塞因塞用必後其所主而先其所因所謂從治之法則漠然無所知也

及致脾胃損傷猶不加察元氣一壞變證多端如脾虛而氣短不能以續變而似喘促醫尙用降氣定喘之藥如脾虛衛氣不行變而爲浮腫醫尙用耗氣利水之藥如脾虛鬱滯變而作寒熱醫尙謂外感用發散之藥大段類此虛而益虛直以氣盡身亡始用人參湯附子湯灌之於殞絕之後豈有能生之理乎自今觀之不足者十常八九况其時勢競馳驅於名利之塗勞思傷脾而致病者居其大半若體實而偶爲風寒暑濕之邪襲則惟攻之而即愈者亦不多見矣此則中醫治之易成功也及遇脾胃虛而致風寒暑濕之邪襲一同體實者而施治之則大有間然者矣攻之不已則曰藥不瞑眩厥疾弗瘳必大攻之脾胃益傷而疾益篤技窮無措則曰難醫時弊如斯曷可勝紀要皆不知本之故也經曰得穀者生失穀者亡又曰有胃氣者生無胃氣者死然則胃氣穀氣得非人身之本歟

第五章　醫經誦讀之宜會通

徐靈胎全集

難經論

難經非經也以經文之難解者設爲問難以明之故曰難經言以經文爲難而釋之也是書之旨蓋欲推本經旨發揮至道剖晰疑義垂示後學眞讀內經之津梁也但其中亦有未盡善者其問答之詞有卽引經文以釋之者經文本自明顯引之或反遺其要以至經語反晦或則無所發明或則與兩經相背或則以此誤彼此其所短也其中有自出機杼發揮妙道未嘗見於內經而實能顯內經之奧義補內經之所未發此蓋別有師承足與內經並垂千古不知創自越人乎抑上古亦有此書而越人引以爲證乎自隋唐以來其書盛著尊崇之者固多而無能駁正之者蓋業醫之輩讀難經而識其大義已爲醫道中傑出之流安能更深考內經求其異同得失乎古今流傳之載籍凡有舛誤後人無敢議者比比然也獨難經乎哉餘詳余所著難經經釋中

傷寒論論

仲景傷寒論編次者不下數十家因致聚訟紛紜此皆不知仲景作書之旨故也觀傷寒叙所

述乃爲庸醫誤治而設所以正治之法一經不過三四條餘皆救誤之法故其文亦變動不居讀傷寒論者知此書皆設想懸擬之書則無往不得其義矣今人必改叔和之次序或以此條在前或以此條在後或以此症因彼症而生或以此經因彼經而變互相詬厲孰知病變萬端傳經無定古人因病以施方無編方以待病其原本次序既已散亡庶幾叔和所定爲可信何則叔和序例云今搜採仲景舊論錄其症候診脉聲色對病眞方有神驗者擬防世急則此書乃叔和所搜集而世人輒加辨駁以爲原本不如此抑思苟無叔和安有此書且諸人所編果能合仲景原文否耶夫六經現症有異有同後人見陽經一症雜於陰經之中以爲宜改入陽經之內不知陰經亦有此症也人各是其私反致古人圓機活法泯沒不可問矣凡讀書能得書中之精義要訣歷歷分明則任其顚倒錯亂而成心自能蝸會貫通否則徒以古書紛更互異愈改愈晦矣

金匱論

金匱要畧乃仲景治雜病之書也其中缺畧處頗多而上古聖人以湯液治病之法惟賴此書之存乃方書之祖也其論病皆本於內經而神明變化之其用藥悉本於神農本草而融會貫通之其方則皆上古聖人歷代相傳之經方仲景間有隨症加減之法其脈法亦皆內經及歷

代相傳之眞訣，其治病無不精切周到，無一毫遊移參錯之處，實能洞見本源，審察毫末，故所投必效，如桴鼓之相應，眞乃醫方之經也。惜其所載諸病，未能全備，未知有殘缺與否，然諸大症之綱領，亦已粗備，後之學者，以其爲經而參考推廣之，已思過半矣。自以後之書，皆非古聖相傳之眞訣，僅自成一家，不可與金匱並列也。

脈經論

王叔和著脈經。分門別類。條分縷晰。其原亦本內經。而漢以後之說。一無所遺。其中旨趣亦不能盡一。使人有所執持。然其匯集羣言。使後世有所考見。亦不可少之作也。愚按脈之爲道。不過驗而血氣之盛衰寒熱。及邪氣之在何經何臟。與所現之症。參觀互考。以究其生尅順逆之理。而後吉凶可憑。所以內經難經。及仲景之論脈。其立論反若甚疏。而應驗如神。若執脈經之說。以爲某病當見某脈。某脈當得某病。雖內經亦間有之。不如是之拘泥繁瑣也。試而不驗。於是或咎脈之不準。或咎病之非眞。或咎方藥之不對症。而不知皆非也。蓋病有與脈相合者。兼有與脈相反者。同一脈也。見於此症爲宜。見於彼症爲不宜。同一症也。見某脈爲宜。見某脈爲不宜。一病可見數十脈。一脈可現數百症。變動不拘。若泥定一說。則從脈而症不合。從症而脈又不合。反令人徬徨無所適從。所以古今論脈之家。彼此互異。是非各別。人持一論。得失相半。總由不知變通之精義。所以愈密而愈疏也。讀脈經者。知古來談脈之詳密如此。因以考其異同。辨其得失。審其眞僞。窮其變通。則自有心得。若欲泥脈以治病。必至全無把握。學者必當先參於內經難經及仲景之說。而貫通之。則胸中先有定見。後人之論。皆足以廣我之見聞。而識力愈眞。此讀脈經之法也。